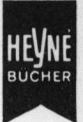

RICHARD GORDON

Deine heilenden Hände

EINE ANLEITUNG ZUR POLARITY-MASSAGE

WILHELM HEYNE VERLAG
MÜNCHEN

HEYNE RATGEBER
08/9172

Titel der Originalausgabe
YOUR HEALING HANDS
erschienen bei Unity Press, Santa Cruz, CA

Aus dem Amerikanischen übersetzt von Barbara Budczak

Printed in Germany 1988
Umschlaggestaltung: Atelier Ingrid Schütz, München
Illustrationen: Meg Studer
Satz: VerlagsSatz Kort GmbH, München
Druck und Bindung: Presse-Druck Augsburg

ISBN 3-453-02738-8

Inhalt

Zum Autor

Richard Gordon ist auf dem Gebiet der ganzheitlichen Therapie schöpferisch tätig und hat die Gabe, Ideen zu verbreiten und es anderen zu erleichtern, ihr eigenes Heilungspotential zu erfahren. Als Anwender der Polarity Energy Balancing hat Richard traditionelle Polarity-Methoden weiterentwickelt und sie mit neueren Techniken, wie dem ›Polarity-Kreislauf‹, kombiniert, was nun, seit Richard Gordon es einführte, weitgehend akzeptiert ist.

Richard Gordon hat ausgedehnte Reisen unternommen und dabei Kontakt gefunden zu Menschen, die im Bereich der Medizin, der geistigen Gesundheit, Erziehung und des ganzheitlichen Bewußtseins tätig sind.

Dieses Buch ist all meinen Lehrern und Freunden gewidmet, die zu seinem Entstehen beigetragen haben.

Vor allem widme ich es dir, dem Leser, und der Entdeckung deiner heilenden Hände.

Vorwort

Dieses Buch ist eine Einführung in ›Polarity Energy Balancing‹ (Energieausgleich durch Polarität*). Ich betone das Wort Einführung. Das Polarity-System ist umfangreich — wie ein unerforschter Kontinent, oder sogar ein neuer Wissenschaftszweig.

Es gibt wesentlich mehr Theorie und Information über dieses System, als auf diesen wenigen Seiten dargestellt werden kann. Das Anliegen dieses Textes ist es, dich in das Polarity-System einzuführen und sein Heilungspotential zu erschließen sowie die Grenzen auszudehnen, innerhalb welcher wir uns selbst erfahren.

---

* Vorhandensein von zwei Polen; einander anziehende fruchtbare Gegensätzlichkeit.

Unsere Hände sind ein Geschenk

Mit ihnen können wir die
Liebe in unseren Herzen lenken,
um die Leiden unserer Mitmenschen
zu lindern

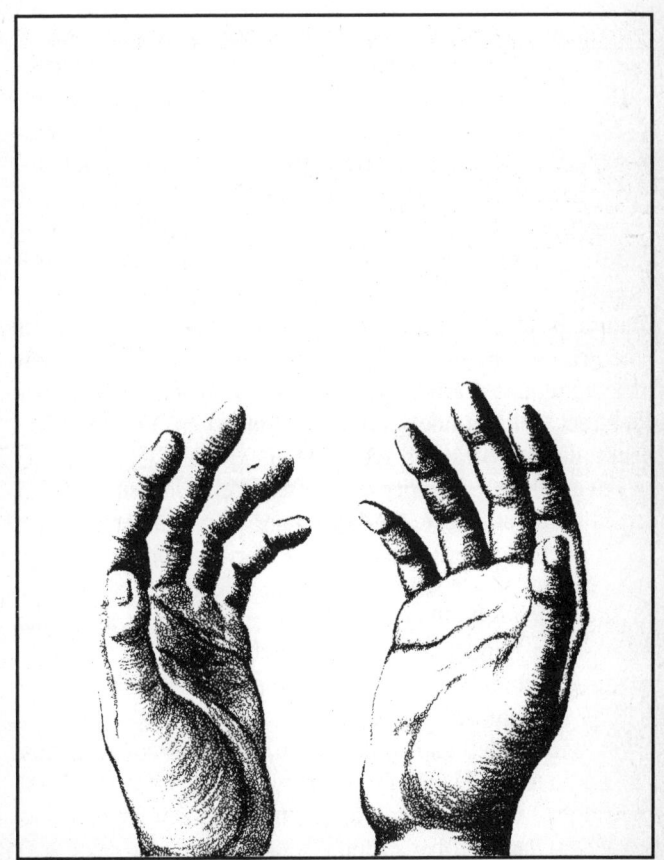

Einleitung

Es war einmal ein Junge, der entdeckte, daß er in seiner Hand einen kleinen Samen hielt. Er pflanzte das Samenkorn, und es begann zu wachsen. Nach einigen Wochen sagte er: »Sieh da, dieser Samen wird zu einem grünen Weinstock.« Ein paar Tage später fing der grüne Rebstock an, Schößlinge zu treiben. Da sagte der Junge: »Aha, dies ist also ein grüner Weinstock mit schönen Schößlingen.« Das glaubte er bis zum Sommer, als die Pflanze Hunderte goldener, gelber, blauer, orangefarbener und roter Blüten hervorbrachte. »Jetzt weiß ich, was es ist!« sagte der Junge. »Es ist eine grüne Rebe mit schönen Schößlingen, die viele Blüten in leuchtenden Farben wachsen läßt.« Im Herbst war der Rebstock mit wunderschönen, purpurroten Früchten bedeckt, die hervorragend schmeckten.

Für mich war Polarity wie dieser Wein. Jedesmal, wenn ich es wiederentdecke, wird es immer wunderbarer. Leuten, die es noch nicht erfahren haben, Polarity zu erklären ist so, wie jemandem von seltenen Juwelen zu erzählen, die er niemals gesehen oder in der Hand gehabt hat. Es ist, als wollte man einem Blinden Farben beschreiben. Er mag eine Vorstellung davon gewinnen, aber solange er nicht sehen kann, wird er es nicht verstehen.

Zu wissen, daß da etwas ist, was ich geben kann, etwas, das durch meine Hände fließt, um andere ihr Leben und ihre Gesundheit umfassender erleben zu lassen, war für mein Leben eine Quelle großer Freude. Niemals fühle ich mich hilflos, wenn ich einen Freund leiden sehe. Wenn ich mich zurückerinnere, fällt mir auf, wie überrascht ich war, als dieses kleine Samenkorn, das ich gepflanzt hatte, zu wachsen begann und so schnell Äste und Blüten bekam.

Als ich noch auf dem College war, fühlte ich, daß meine Studien zu abstrakt waren, um mein Leben wirklich zu unterstützen. Ich wollte fähig sein, was ich gelernt hatte, auch zu integrieren und mein schöpferisches Potential auszudrükken, also nicht bloß Fakten wiederzukäuen, um Examen bestehen zu können. Meine Absicht war es, einen einfachen und befriedigenden Lebensstil zu entwickeln, mich mit Liebe und Offenheit auszudrücken, meine Ängste hinter mir zurückzulassen und die Geheimnisse in mir und außerhalb meiner selbst zu erforschen. Deshalb verließ ich das College, um unabhängig studieren zu können. Mein anfängliches Interesse für natürliche Heilweisen und Polarity Energy Balancing wuchs erst, als ich begann, meiner eigenen Gesundheit Beachtung zu schenken.

Ich verließ Kalifornien und lebte in den Bergen Mexikos über der Stadt Tepoztlan. Die Menschen hier hatten eine wunderbare Lebenseinstellung, die frei war von dem neurotischen Tempo und den Wahnvorstellungen, in denen ich in Los Angeles in mehr als zwei Jahrzehnten groß geworden war. In dieser Zeit studierte ich Yoga, Ernährungslehre, Kräuterkunde, Fasten und spirituelle Schriften. Um meine

Ausbildung zu vervollständigen, ging ich an die ›Christos School of Natural Healing‹ in Taos, New Mexico und studierte dort bei Dr. William Le Sassier, ND. Wir lernten Kräutermedizin und Heildisziplinen wie Akupressur, Reflexzonenbehandlung, Shiatsu, Bindegewebsmassage, Lymphdrainage und ausgewählte chiropraktische Verfahren sowie auch Entspannungstechniken, Heilen über die Vorstellungskraft und über Meditation.

Ich hatte keine bestimmten Erwartungen, als wir in Polarity eingeführt wurden, all die unterschiedlichen Techniken schienen mir sehr lohnend zu sein. Als ich gerade zwei Tage lang Polarity studiert hatte, erwachte ich am Morgen des dritten Tages und fühlte mich ziemlich schwach. Es ging mir tatsächlich so schlecht, daß ich mit niemandem reden mochte. Eben an diesem Morgen bot mir meine Freundin Valerie eine komplette Polarity-Behandlung an. Valerie arbeitete 40 Minuten lang mit mir, und nach ihrer Behandlung fühlte ich mich, vorher kaum noch am Leben, rundherum wunderbar. Ich war tief beeindruckt!

Ich sah, daß das Polarity-System eine ganzheitliche Haltung gegenüber Gesundheit und Heilung einnahm. Das bedeutet, es bezieht sich auf die ganze Person: Gedanken und Einstellungen, Ernährung, bestimmte Übungen, die als ›Polarity-Yoga‹ bekannt sind, und natürlich die Polarity-Behandlung, die es dem Körper erleichtert, sich selbst zu heilen.

Als ich damit anfing, mit Polarity zu behandeln, fiel es mir schwer zu glauben, daß es jemandem Nutzen bringen würde, die Hände über ihn zu halten.

Nach meiner Auffassung waren nur besonders befähigte Menschen dazu imstande, andere mit ihren Händen zu heilen. Trotz meiner Skepsis, die mehr als ein Jahr anhielt, erzielte ich fortlaufend gute Ergebnisse.

Eine Woche nach Ende der Polarity-Grundausbildung begegnete ich einer Frau, die starke Schmerzen hatte, der Arzt hatte bei ihr eine Eileiterschwangerschaft festgestellt. Ihr erzählte ich, ich hätte gerade eine Methode, die sich ›Polarity‹ nennt, erlernt, die ihr zur Entspannung verhelfen könne. »Egal was!« antwortete sie, »ich versuche alles.« Eine halbe Stunde später sagte sie: »Ich kann nicht glauben, daß das meine Hände sind! Das sollen meine Beine sein! Ich fühle mich großartig!« Nach ein paar Tagen brachte sie mir einen Laib Brot, den sie gebacken hatte — und teilte mir mit, was ihr der Arzt jetzt gesagt hatte. Obgleich er es nicht verstehen konnte, schien ihr Befund aus irgendeinem Grund gut zu sein.

In derselben Woche zeigte Dr. Le Sassier chiropraktische Maßnahmen am Hals. An einer bestimmten Frau konnte er sie nicht vorführen, da sie ihren Hals zu sehr gespannt hielt. Er sagte uns, daß eine vollständige Therapie bei ihr etliche Wochen intensiver Massage erfordern würde. Nach der Demonstration tat ihr der Hals weh, und ich half ihr mit Polarity. Eine Viertelstunde später rief ich Dr. Le Sassier zurück. Er bestätigte, daß sich ihre Halsknochen zurückgeschoben hatten, und fragte, was ich getan habe. »Ich habe sie etwas mit Polarity behandelt«, gab ich zur Antwort. Seither kann ich viele Fälle bezeugen, wo fehlliegende Knochen buchstäblich nach einer Polarity-Behandlung in ihre ursprüngliche Lage zurückgefallen sind.

Einmal kam eine Frau in einen meiner Kurse, mit dem ich gerade begonnen hatte. Sie sagte, daß sich trotz kompetenter ärztlicher Versorgung in den letzten fünfzehn Jahren ihre körperliche Verfassung stetig verschlechtert habe. Sie suchte verzweifelt nach Hilfe. Nachdem ich der Gruppe eine kurze Einführung in Polarity gegeben hatte, wählte ich fünf der neuen Schüler aus und wir bildeten einen Polarity-Kreis um die Frau herum. Als wir fertig waren, sah sie um zehn Jahre jünger aus. Ihr Gesicht war entspannt. Ihre Hände hatten aufgehört zu zittern. Sie erzählte uns, daß sie seit dreißig Jahren keine solche Ruhe empfunden habe. Zum erstenmal, seit sie sich erinnern konnte, war es ihr möglich, auf dem Rücken zu liegen, ohne daß die Knie aufgerichtet standen. Und sie hatte geschwitzt, sagte sie, ohne Medikamente − zum erstenmal seit ihrer Kindheit.

Eine Woche später kam sie wieder, um uns zu berichten, daß ein Röntgenbild, das nach der Behandlung mit Polarity gemacht worden war, zeigte, wie die Hälfte der zweifachen S-Kurve in ihrer Wirbelsäule sich gestreckt hatte. Wieder war ich sehr überrascht und beeindruckt von der Wirksamkeit des Polarity-Verfahrens.

Einer Frau, die ihre Periode drei Wochen zu spät bekam, wurde von ihrem Arzt gesagt, sie habe eine Eierstockentzündung. Ich begann, sie mit Polarity zu behandeln, und während ich an ihren Füßen arbeitete, fragten vier Kinder, ob sie dabei helfen könnten. Ich stellte sie in den verschiedenen Positionen des Polarity-Kreises auf. Zwanzig Minuten später bekam die Frau die Regelblutung und erhob sich sehr erleichtert. Sie berichtete, daß jedesmal, wenn sie eines der Kinder berührte, sie etwas wie eine Welle von goldenem Licht durch ihren Körper strömen fühlte.

Im Verlauf einer Unterrichtsstunde demonstrierte ich an einer Frau in mittlerem Alter die Bauchschaukel. Als ich das Schaukeln unterbrach, fühlte ich gewaltige Energie durch meine Hände fließen und fragte sie, ob sie ein Kribbeln in ihrem Körper spüre. »Nein«, war die Antwort. Polarity kann ganz unvorhersehbare Dinge auslösen, immer aber bewirkt es etwas, und so fragte ich sie, ob sie an irgendeiner Stelle ihres Körpers Energie fühle. »Ja«, sagte sie, »ich spüre ein Kribbeln in meinen Händen.« »Gibt es einen Grund dafür, daß deine Hände Energie brauchen?« fragte ich. Sie schüttelte den Kopf. Zehn Minuten später unterbrach sie aufgeregt mein Gespräch und erklärte: »Die Arthritis-Schmerzen in meinen Händen sind verschwunden!« Sie hatte sich so an die Schmerzen in den Händen gewöhnt, daß sie diese nicht einmal erwähnt hatte, als ich sie danach fragte.

Mit Erstaunen bemerkte ich, daß Polarity ebenso auch emotionale Störungen beeinflußt. Ein extremes Beispiel war ein Mann, der LSD genommen hatte und anfing, sich als totaler Versager in seinem Leben zu fühlen. Er war schwer gestört und nahe der Hysterie. Nach einer kurzen Polarity-Behandlung erhob er sich und sagte, er fühle sich viel besser. »Ich habe die Dinge aufgebläht und total überbewertet«, erkannte er. Es schien, als habe Polarity ihn gelöst und wieder ins Gleichgewicht gebracht.

Bei einer anderen Gelegenheit erfuhr ich, wie eine einfache Bewegung bei Polarity, die Bauchschaukel, die bei einem hyperaktiven Kind täglich angewandt wurde, Wunder wirkte. Jeden Morgen zur selben Zeit etwa geriet dieser kleine Junge außer Kontrolle — soweit, daß eine Therapeutin sein Verhalten als hysterisch bezeichnete. Ich lehrte die Therapeutin die Bauchschaukel. Zuerst mußte sie den Jungen halten und ihn dazu bringen, sich hinzulegen, damit sie die Übung mit ihm machen konnte. Nach einigen Minuten der Polarity-Behandlung fiel der Junge in einen tiefen, ein- bis zweistündigen Schlaf. Nach dem Erwachen war er entspannt und fähig, normal mit anderen Kindern zusammen zu sein. Die Therapeutin war so beeindruckt, daß sie der Mutter des Jungen die Bauchschaukel zeigte — mit erfreulichem Ergebnis.

Die Wirkung von Polarity äußert sich nicht immer spontan oder so dramatisch. Leute mit chronischen Beschwerden brauchen oft eine Serie von Behandlungen in Verbindung mit verbesserten Eßgewohnheiten, speziellen Übungen und, was am wichtigsten ist, positiven Einstellungen.

Manchmal fühlt sich jemand vorübergehend schlechter, bevor es ihm besser geht. In anderen Fällen mag es den Anschein haben, als wäre jemandem überhaupt nicht zu helfen. Mein Nachbar von nebenan war ein gutes Beispiel hierfür. Einmal hatte sich sein Rücken während einer Übung verspannt, und er hatte nun so große Schmerzen, daß er sich nicht einmal mehr umdrehen konnte. Ich gab ihm eine vollständige Polarity-Behandlung, aber als wir damit fertig waren, spürte er keine Besserung. Etwas besorgt erzählte ich einer meiner Lehrerinnen, was passiert war. Sie lachte und sagte: »Oh, habe ich dir das nicht erzählt? Es dauert etwa 24 Stunden, bis sich Polarity am Rücken auswirkt.« Am nächsten Morgen hackte mein Nachbar Holz.

Ich habe hier nur einige wenige Beispiele unter den vielen Erfahrungen, die ich machte, wiedergegeben. Jedesmal wenn ich sah, wie die Wirkung von Polarity selbst meine größten Erwartungen übertraf, wuchs mein Vertrauen in diese Methode. Ich habe jetzt erkannt, daß wir alle die Kraft haben, beim Heilen zu helfen − nicht durch Magie, sondern durch ein einfaches Wissen um Energie, eine Energie, die stärker wird durch unsere Liebe.

Empfangen

Ein belichteter, entwickelter und fixierter Film
ist nicht länger lichtempfindlich.
Lege also geprägte, entwickelte und fixe Konzepte
beiseite und empfange dieses Geschenk.
Leere deine Tasse für diesen Augenblick,
damit sie wieder gefüllt werden kann.

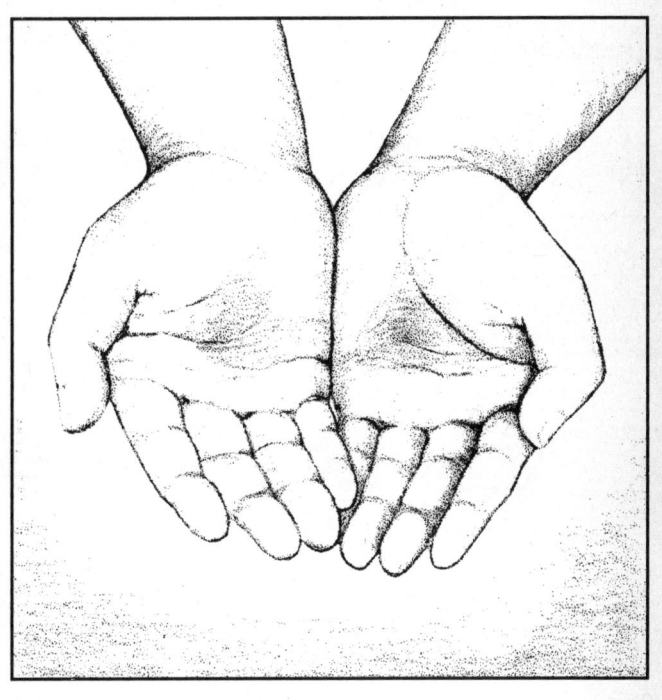

Teil I
Polarity

Polarity Energy Balancing (Energieausgleich durch Polarität) ist eine einfache und effektive Methode, die tiefe heilende Entspannung bewirkt. Sie ist leicht zu erlernen, ist subtil, kraftvoll, sicher und macht Spaß.

Beim Umgang mit den Strömen der Lebenskraft, die natürlich durch jedermanns Hände fließen, können wir die Energie eines anderen Menschen in Fluß bringen und ausbalancieren. Solange diese Energie frei fließt, erfahren wir Ruhe, Freude, Liebe und Gesundheit.

Lebenskraft

Lebenskraft ist eine fein-stoffliche Form elektromagnetischer Energie. Sie ist der vitale Strom des Lebens und eine physiologische Realität des Körpers.

In den verschiedenen Jahrhunderten haben viele Leute der Lebenskraft unterschiedliche Namen gegeben. Sie ist keine Neuentdeckung.

Christus nannte sie ›Licht‹, die Russen gaben ihr in ihren Untersuchungen der Psyche den Namen ›Bio-plasmische Energie‹, Wilhelm Reich nannte sie ›Or-gonenergie‹. Bei den indischen Yogis heißt sie ›Pran‹ oder ›Prana‹, Reichenbach sprach von ihr als der ›Odischen Kraft‹, für die Kahunas war sie ›Mana‹, Paracel-sus nannte sie ›Numia‹, der geläufige chinesische Ausdruck für sie ist ›Chi‹ oder ›Ki‹, alchimistische Schriften sprechen vom ›Vitalen Fluß‹, Eeman beschrieb sie als die ›Kraft X‹, Bruner nannte sie ›Biokosmische Energie‹ und Hippokrates ›*vis medicatrix naturae*‹ (Lebenskraft der Natur).

Sie hat noch andere Namen, wie ›Bioenergie‹, ›kosmische Energie‹, ›Äther des Raumes‹ usw. Ich bin sicher, daß es noch unzählige andere gibt. Der Einfachheit halber will ich sie ›Lebenskraft‹ oder ›die Energie‹ nennen.

Die Lebenskraft strömt durch den Körper, als würde sie einem unsichtbaren Kreislaufsystem folgen, und lädt jede einzelne Zelle auf ihrem Wege auf. Dieser Strom von Energie kann

Man kann sich die Lebenskraft als ein
kreisendes Energiefeld denken, das den Körper umgibt
und durchdringt. Sie ist der vitale Strom des Lebens und wird
natürlicherweise durch die ›Intelligenz‹ des
Körpers gelenkt.

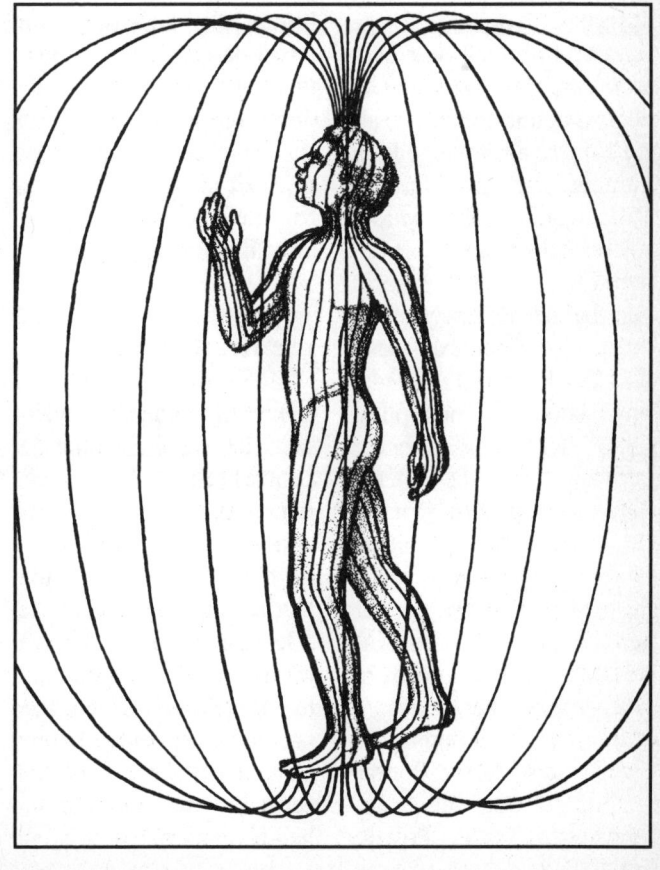

aufgrund von Streß geschwächt und teilweise blockiert sein. Die Wissenschaft der Akupunktur gibt exakt die Punkte an, wo eine Blokkierung erscheint, und mit Hilfe von Nadeln werden solche Punkte stimuliert, um den Fluß in Gang zu bringen. Bei der Polarity Energy Balancing (Energieausgleich durch Polarität) werden physische und nichtphysische Berührungsmethoden verwandt, um die Energie durch den ganzen Organismus zu schicken, damit die blockierten Punkte sich wieder öffnen können. So werden Fluß und richtige Ausrichtung der Lebenskraft im Körper wiederhergestellt.

Energie ist Energie. Es gibt keine schlechte Energie — nur gut oder falsch ausgerichtete Kraft. Polarity bringt die Lebenskraft in ihre natürlichen Bahnen, um ›Energieknoten‹, die durch physischen oder emotionalen Streß entstanden sind, zu entwirren. Polarity ruft tiefe Entspannung auf allen Ebenen hervor.

Die Kraft erfahren

Viele Menschen wundern sich, daß sie sich früher der Lebenskraft nie bewußt waren. Stell dir eine Gruppe von Leuten vor, die, wenn sie die Farben Orange und Rot sehen, beide als Rot bezeichnen. Wäre eines Tages jemand gekommen und hätte ihnen den Unterschied zwischen den beiden Farben klargemacht, so würde jedermann die Verschiedenheit bemerkt haben.

Manchmal ist die Lebenskraft nur leicht wahrnehmbar und
dann wieder intensiv. Wenn du sie beim ersten Mal nicht spürst,
versuch's nochmals mit einem anderen Partner.

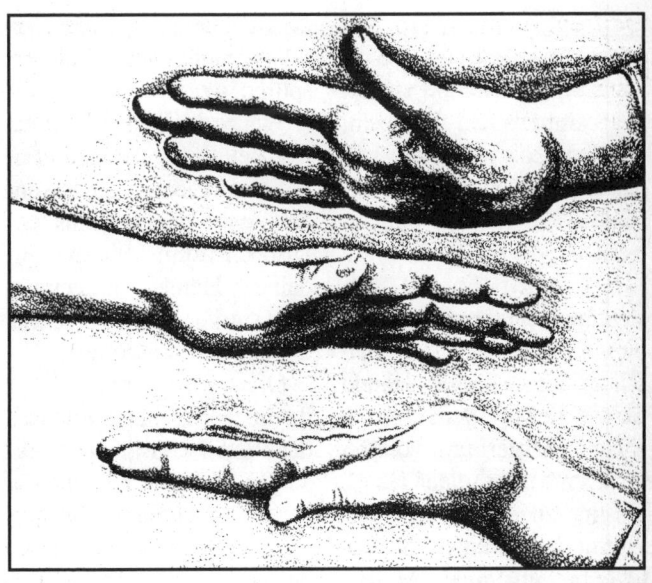

Nun, die Lebenskraft war
stets Bestandteil unseres Lebens, aber wie auch in dem
hypothetischen Beispiel der
Farben haben wir uns nicht
die Mühe gemacht, sie von
unseren gewohnten physi-
schen Erfahrungen zu unter-
scheiden. Lebenskraft kann
einfach erlebt werden. Reibe
deine Hände kräftig eine Minute lang. Dann halte sie
einige Zentimeter weit aus-
einander. Bewege sie aufein-
ander zu und voneinander
fort, in einem Abstand von 3

bis 15 Zentimetern voneinander, und stelle fest, wo du die stärkste Energie spürst. Sie kann als ein Kribbeln, Vibrieren, als heiße oder kalte Empfindung oder als ein Magnetfeld wahrgenommen werden.

Laß einen Freund sich ebenfalls die Hände reiben und dann eine Hand zwischen deine beiden Hände halten. Bewege deine Hände in einer Entfernung von 2,5 bis 15 cm über seiner Hand, auf und ab.

Innerhalb weniger Sekunden bis zu einer Minute wirst du sehr wahrscheinlich etwas fühlen. Spürst du ein Kribbeln an einer Stelle des Daumens, wenn die Handfläche deines Freundes direkt zwischen deinen Händen ist, so wird dein Freund sehr wahrscheinlich sofort das Kribbeln an genau derselben Stelle der Hand verspüren, wo du es fühlst.

Wenn du beginnst, Polarity bei Freunden oder Familienmitgliedern anzuwenden, wird das Erlebnis des Kribbelns und Vibrierens in deinen Händen manchmal weit stärker sein als das, was du gerade erfahren hast.

Oft, wenn ich meine Hände über jemanden in einer der Polarity-Positionen hielt, spürte ich ganz plötzlich in ihnen unglaubliche Ströme hochbrandender, kribbelnder Energie. Diese Erscheinungen entsprechen denen der anderen Person, die ebenso die Energie durch ihren Körper rauschen oder kribbeln fühlt.

Je entspannter man ist, desto leichter fühlt man, wie die Lebenskraft durch die

Hände strömt. Je entspannter dein Freund ist, während du die Energien leitest, desto wirksamer wird die Behandlung sein, und deine eigene Erfahrung der Lebenskraft wird sich verstärken. Laß dich nicht entmutigen, wenn du beim ersten Versuch die Lebenskraft nicht spürst — sie wird nicht immer stark empfunden. Wenn du fortfährst, mit der Lebenskraft zu arbeiten, wirst du sie zunehmend bewußter wahrnehmen.

Kopfschmerzen ein Ende bereiten

Kopfschmerzen, die durch Verspannung entstehen, abzustellen, das ist sehr einfach, jeder kann das tun! Reibe deine Hände schnell aneinander, und fühle die eigene Energie. Dann berühre sanft mit der rechten Handfläche den Nacken deines Partners. Halte deine linke Hand ca. 2 cm vor seiner/ihrer Stirn. Laß deinen Freund 10 tiefe Atemzüge tun und jedesmal mit einem Seufzer ausatmen. Das tiefe Atmen deines Freundes wird die Empfindung der Lebenskraft in deinen Händen verstärken. Wenn das nicht geschieht, laß ihn das Atmen wiederholen. Laß deine Hände solange in dieser Haltung, bis du eine starke Energieübertragung spüren kannst. Innerhalb von drei bis fünf Minuten werden die Kopfschmerzen verschwunden sein oder sich merklich gebessert haben. Falls der Kopfschmerz aber anhält, ist es erforderlich, eine etwas

29

vollständigere Behandlung mit Polarity zu geben – wie im Abschnitt ›One-to-one‹ (Teil II) gezeigt.

Wenn du fertig bist, schüttle deine Hände kräftig aus – so als ob du dir Wasser abschütteln wolltest –, dann wasche dir die Hände in kaltem Wasser, um dadurch statische Energien loszuwerden.

Die Geschichte von Polarity

Dr. Randolph Stone, der Begründer des modernen Polarity-Systems, wurde 1890 in Österreich geboren. Zusammen mit seinem Vater wanderte er nach Amerika aus, ließ sich in Chicago nieder und erwarb dort die amerikanische Staatsbürgerschaft.

Randolph Stone wurde Doktor der Osteopathie, der Naturheilkunde und ebenso auch Chiropraktiker. Von 1914 bis 1972 unterhielt er eine private Praxis. Trotz all seiner Tätigkeit war Dr. Stone unzufrieden mit der westlichen Einstellung dem Heilen gegenüber, und er spürte die Notwendigkeit, andere Heilweisen zu erforschen. In China und Frankreich studierte er Akupunktur und Pflanzenheilkunde, im Orient Reflexologie und andere östliche Massagetechniken. Im Verlauf seiner Arbeit begegnete er der alten Heilkunst der Spagirik*, die vom großen Doktor Paracelsus von Hohenheim, der sie

---

* Arzneimittelzubereitung auf mineralisch-chemischer Basis.

Kopfschmerzen loswerden:
Bei dieser Übung kannst du das Pulsieren der Lebenskraft
eindrucksvoller in der linken Hand spüren,
da du die Stirn deines Freundes nicht
wirklich berührst.

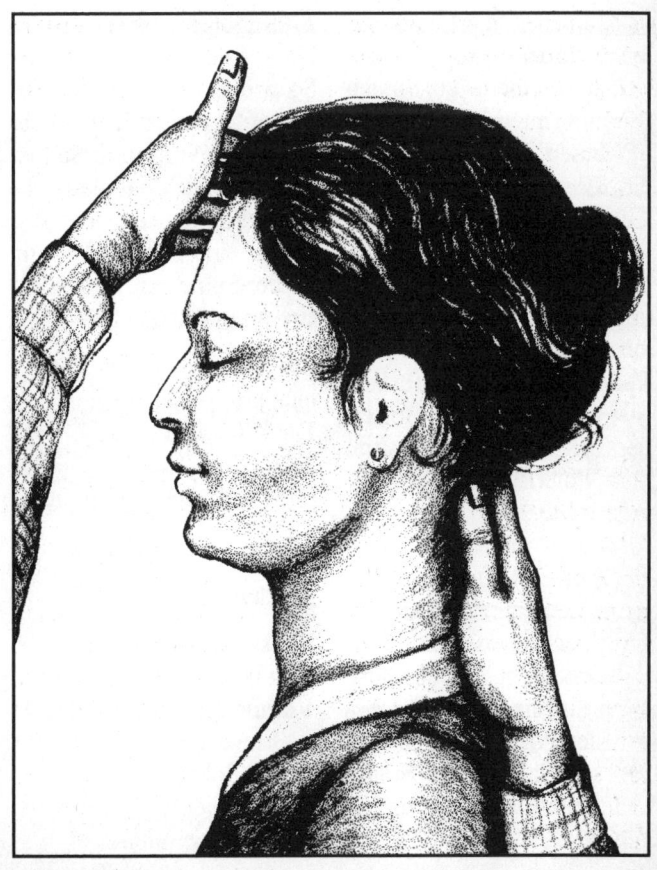

in Arabien studiert hatte, gelehrt worden war.

Nach seinem 60jährigen Studium integrierte Dr. Stone diesen Wissensschatz in ein System, das er Polarity-Therapie nannte. Im Alter von 48 Jahren zog sich Dr. Stone aus Amerika zurück, um von da an in Indien zu leben, und ernannte Pierre Pannetier, einen Naturheilarzt, zu seinem Nachfolger, der das weitere Wachstum der Polarity-Therapie fördern sollte.

Absicht dieses Buches ist es nicht, Dr. Randolph Stones Lehren vorzustellen. Die hier angebotene Information zeigt erfolgreiche Neuerungen und Variationen der Polarity Energy Balancing, die aus Dr. Stones Pionierleistungen hervorgingen.

Das Polarity-Prinzip

So wie Erde und Sonne haben auch unsere Körper magnetische Nord- und Südpole. Tatsächlich hat alles, was aufrecht steht auf dem Planeten, eine positive Ladung an der Spitze und eine negative an der Basis.

Die Spitze des Körpers hat eine positive Ladung.
Die Füße sind negativ geladen.
Die rechte Seite hat positive Ladung.
Die linke Seite ist negativ geladen.

(Diese Ladungen werden gewöhnlich mit empfindlichen Voltmetern nachgewiesen.)

Bringt man die verschiedenen Pole der Magnete zusammen, entsteht zwischen ihnen Anziehungskraft.

Die Polaritätsmuster des Körpers
folgen elektromagnetischen Prinzipien, die sich in der
ganzen Natur finden lassen.

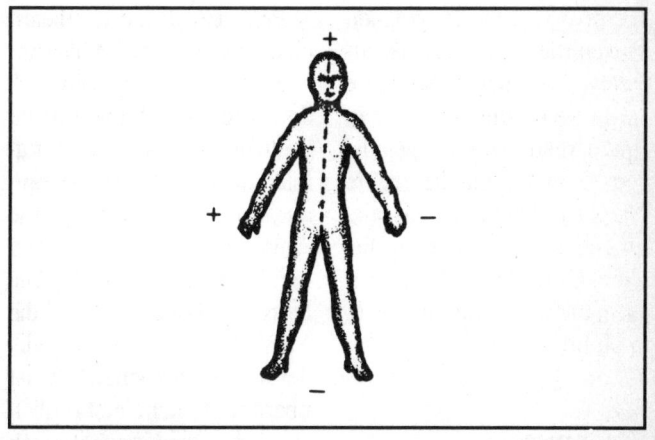

Dementsprechend wird die Polaritätsenergie magnetisch entlang der Kraftlinien geleitet, um die natürlichen Polaritäten des Körpers zur Wirkung zu bringen. Blockierte Bereiche schaffen eine Unausgewogenheit im natürlichen Energiefeld des Körpers, ein Ungleichgewicht, das der Anwender von Polarity behandelt, indem er die rechte (+) Hand mit der linken (−) Körperseite und die linke (−) Hand mit der rechten (+) Körperseite zusammenbringt.

Wenn du jemandem Polarity gibst, so arbeitet dementsprechend deine rechte Hand an seiner linken und die linke Hand an seiner rechten Körperseite.

Wenn du an der vertikalen Mittellinie des Körpers arbeitest, so liegt die linke Hand (−) immer darüber in einem relativ positiv geladenen Gebiet, und die rechte Hand (+) liegt in einem relativ negativ geladenen Bereich. Deine linke Hand geht dann aufwärts, und die rechte Hand abwärts.

Ergebnisse

Wenn du Polarity gibst, wirst du die größten Ergebnisse an Menschen erzielen, die die meiste Hilfe brauchen. Jemand, der gesund ist und Polarity erlebt, wird sich wahrscheinlich sehr entspannt fühlen, wohingegen jemand, der unausgeglichen ist, sich oft wie neugeboren fühlt.

Polarity Energy Balancing lädt einen Menschen wieder mit Lebenskraft auf. So wird das feinstoffliche elektromagnetische Aurafeld um den Körper herum ausgeglichen. Wenn die Aura ausgeglichen ist, sind die Nerven entspannt. Die Nerven kontrollieren die Muskulatur und diese wiederum die Knochen. Es ist überhaupt nicht erstaunlich zu sehen, wie Knochen nach einer Polarity-Behandlung sich buchstäblich in ihre natürliche Lage zurückbewegen. Jetzt hast du eine Möglichkeit, das für dich selbst zu entdecken. Wenn dein Freund auf seinem/ihrem Rücken liegt, merke dir die Haltung der Füße, bevor du mit der Behandlung beginnst. Liegen sie gerade, oder sind sie in unterschied-

An den Fußknöcheln wird die Lage der
Hüftknochen ersichtlich. Polarity-Behandlungen
können solch tiefliegende Entspannung bewirken, daß die Knochen
häufig ihre Lage und die Position des Fußknöchels ändern.
Das Resultat ist eine sichtliche Haltungsverbesserung.

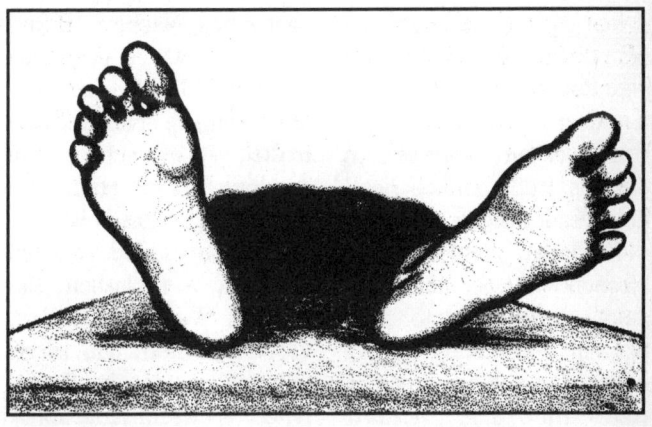

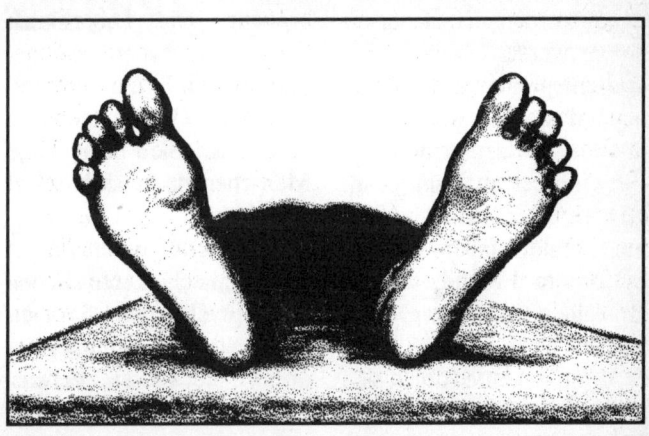

lichen Winkelspannen gebeugt? In vielen Fällen wird eine Polarity-Behandlung die Knochen genau in ihre richtige Lage zurückbringen, so daß die Füße danach sichtlich gerader liegen.

Da Polarity auf so tiefen Ebenen wirkt, sei nicht überrascht, große Veränderungen an Menschen wahrzunehmen, mit denen du arbeitest. Emotional gestörte Leute werden sich sicher erholen, werden versöhnlich und entspannen sich. Wenn jemand schreien will, so sollte man ihn dazu ermuntern. Ein anderer mag in einen sehr tiefen Zustand bewußten Schlafens fallen. Erlaube es deinem Freund, solange zu bleiben, wie er mag. Ist es kalt, so decke ihn zu.

Manche Leute fühlen sich nach einer Behandlung wie nach einem Nachtschlaf und andere, als wären sie gerade erwacht. Manch einem ist sehr heiß, einem anderen fröstelt – je nachdem, ob das Blut in seine Haut oder die Organe geflossen ist.

Manche Leute erleben Zustände von Klarheit oder Ekstase. Was auch passiert, vertraue darauf, daß es genau das ist, was der Betreffende in diesem Augenblick braucht. Die Lebenskraft fließt nur, wenn sie gebraucht wird, um die notwendigen Änderungen zu bewirken. Sie bringt die Menschen dazu, sich besser zu fühlen.

Lebenskraft unterscheidet nicht zwischen physischen und psychischen Schmerzen. Beide sind einfach Ausdruck blockierter Lebenskraft. Solange ich Polarity anwende, habe ich gesehen, wie es Jungen und Alten in den unterschiedlichsten Leidenszuständen hilft. In vielen Fällen bringt Polarity wirkliche Schmerzlinderung – ohne Medikamente.

Jemand, der mit Polarity behandelt, läßt die Lebenskraft zirkulieren und hat selbst auch Nutzen davon. Schafft man einen Kreis von Liebe, so wird alles in ihm davon erfaßt.

Chronische Leiden

Bei chronischen Leiden und in harten Lebenssituationen ist eine Serie von Polarity-Behandlungen angezeigt. Erwarte von Polarity keine Sofortresultate. Es brauchte vielleicht 10, 20 oder 50 Jahre, um den Organismus aus seinem Gleichgewicht zu bringen. Deshalb mag eine Serie von Behandlungen nötig sein sowie darüber hinaus bessere Einstellungen, Übungen und gesunde Eßgewohnheiten, um die erforderlichen Änderungen zu bewirken.

Jedoch mag sich als sofortiger Effekt die Linderung von Schmerzen oder ein besseres Funktionieren des Organismus einstellen. Eine Polarity-Behandlung drei- oder viermal pro Woche kann Wunder wirken. Wenn der Zustand sich merklich gebessert hat, reichen zwei Sitzungen pro Woche aus. Eine Behandlung pro Woche ist eine gute Unterstützung für jemanden, der ganz gesund werden und von allen Symptomen restlos geheilt werden möchte.

Ältere Leute

Wenn man älteren Leuten Polarity gibt, so muß man Verschiedenes dabei beachten.

Häufige kurze Sitzungen sind hier angezeigt. Mit einer einzelnen starken Polarity-Behandlung kann ein heilender Reinigungsprozeß in Gang gebracht werden, wobei seit langem angesammelte Giftstoffe, die der ältere Mensch nicht aus eigener Kraft beseitigen kann, abgebaut werden.

Es ist hier das beste, betont langsam und äußerst behutsam vorzugehen.

Zusammen mit häufigen kurzen Sitzungen, beispielsweise dreimal pro Woche, ist bei älteren Personen auch eine Reinigungsdiät empfehlenswert.

Kinder

Kinder lieben es, Polarity zu geben und zu empfangen. Kindern sagen wir, daß Polarity geben ›Liebe geben‹ bedeutet, und nennen den Polarity-Kreislauf ›Liebeskreislauf‹. Kinder können die Lebenskraft sofort fühlen. Sie sind grundsätzlich sensibler und sind frei von Voreingenommenheit, die die Erfahrung blockiert. Polarity wirkt besonders stark bei Kindern, denn sie sind offen für den Fluß des Lebensstroms in ihren Körpern. Darüber hinaus ist es nicht schwierig, die Energie in ihren kleinen Körpern auszugleichen.

Der Polarity-Kreislauf ist in vieler Hinsicht ideal für Kinder. Er ist leicht zu vermitteln und gibt Kindern eine Möglichkeit, andere zu lieben und ihnen zu dienen, ohne dabei selbst in Bedrängnis gebracht zu werden. Der Kreislauf ist schmerzlos und macht Spaß. Gib acht, daß die Kinder sich danach die Hände in kaltem Wasser waschen.

Die abschließenden Übungen sind ebensogut bei Kindern anzuwenden. Einige der Kleinen werden sanfte Druckübungen tolerieren. Was du auch tust, laß die Polarity-Erfahrung zu einem Vergnügen für sie werden.

Da das Zubettgehen für viele Kinder ein Problem ist – desgleichen auch für ihre Eltern –, wird das folgende Beispiel sicher nützlich sein.

Eines Tages führte eine meiner Freundinnen ihre dreijährige Tochter in Polarity ein, als das Kind gerade in einer guten Stimmung war. Sarahs Mutter nannte die Bauchschaukel ›Liebe geben‹, und Sarah hatte großen Spaß daran. Ein paar Abende später, als die Tochter sich etwas schlecht fühlte, fragte sie meine Freundin: »Möchtest du, daß Mami dir etwas Liebe gibt?« Als dann die Bauchschaukel beendet war, schlief Sarah friedlich ein. Von da an war das Zubettgehen kein Problem mehr. Jeden Abend bestand Sarah darauf, daß ihre Mutter ihr vor dem Einschlafen ›etwas Liebe‹ gäbe. Diese einfache und effektive Übung brachte Sarah nicht nur ohne Theater zu Bett, sondern hatte auch eine ausgezeichnete Wirkung auf ihre Gesundheit, da ihre Lebenskraft jeden Abend neu ausgerichtet wurde.

Naß werden

Du mußt nicht daran glauben,
daß diese Methode funktioniert,
um sie tief erfahren zu können.
Du mußt nicht an den Ozean glauben,
um naß zu werden; aber
hineinspringen mußt du.

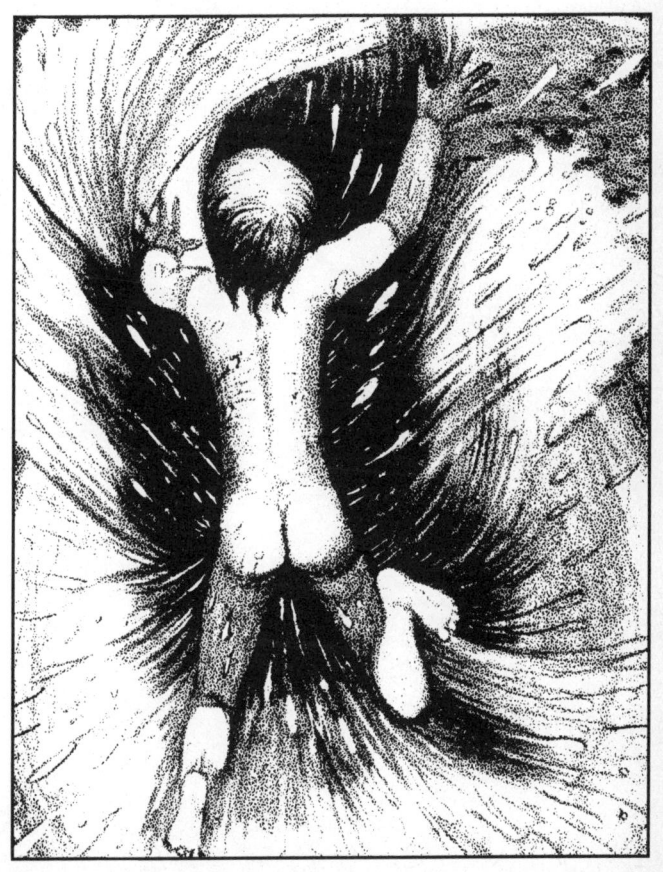

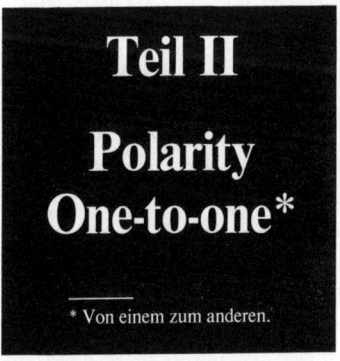

Teil II

Polarity
One-to-one*

---
* Von einem zum anderen.

In diesem Abschnitt wird beschrieben, wie jemand einem anderen eine kraftvolle Polarity-Behandlung geben kann. Später werden wir sehen, wie eine Gruppe von sechs Personen ohne Druck- und Berührungsmethoden große physische Änderungen im Körper bewirken kann. Ich empfehle, daß du Teil I aufmerksam liest, bevor du weitermachst.

Arten der Berührung

Polarity ›One-to-one‹ verwendet drei Arten der Berührung: tiefe Massage, leichte, nicht drückende Berührung und nicht-physische Berührung, wobei die Hände vom Körper entfernt gehalten werden. Die Lebenskraft fließt in einem subtilen Kreislaufsystem durch den Körper. Wenn jemand aufgrund von Sorgen, Angst, seiner Arbeitssituation oder persönlichen Problemen unter Streß steht, so passiert es leicht, daß der Strom der Lebenskraft sich an verschiedenen Stellen staut, und im übrigen Körper kann die Energie nicht frei strömen. Tiefer Druck kann die blockierte Energie wieder in Gang bringen. Wenn sie dann frei fließt, können leichte Berührungs- und auch Nicht-Berührungs-Techniken diese Energie polarisieren — d. h., die Lebenskraft in ihre gewohnten Bahnen lenken.

Einstellung

Polarity Energy Balancing heilt nicht durch Glaubenskraft und wirkt gut auch bei Skeptikern. Wenn jemand nicht an Polarity glaubt, wird das deine Lebenskraft nicht merklich beeinflussen, vorausgesetzt, daß du dich selbst während der Behandlung gut fühlst. Polarity arbeitet in Übereinstimmung mit den universellen Prinzipien der Lebenskraft und der elektromagnetischen Anziehung; und nicht durch deine Ansichten.

Wenn du Polarity gibst, ist die beste Einstellung eine entspannte und liebevolle. Obgleich die Lebenskraft durch deine eigenen Gedanken bewegt wird, ist es nicht wesentlich dabei, sich zu konzentrieren oder zu meditieren, noch sonst irgendetwas ›gut zu machen‹. Die Energie fließt von selbst, nach ihrer eigenen Art. Es ist hilfreich, wenn du dich konzentrierst, d. h., du sammelst deine Aufmerksamkeit und bist dir dessen bewußt, was du tust. Wenn du dich anstrengst, es ›gut zu machen‹, wirst du nicht entspannt sein und die Lebenskraft nur blockieren. Das beste ist einfach, ›mit der Person zu sein‹, die die Behandlung bekommt. Du kannst den Menschen mögen, lieben oder dich einfach gut in dir selbst fühlen. Mit jeder dieser Einstellungen wird der Lebensstrom frei fließen. Gib keine Behandlung, wenn du schlechte Gefühle gegenüber der Person hast oder du gerade in schwerer innerer Unruhe oder krank bist. Da hättest du selbst Polarity nötig!

Selbstschutz

Wenn du mit den subtilen Energien der Lebenskraft arbeitest, ist es nötig, einige Vorsichtsmaßnahmen zu treffen, um sicher zu gehen, keine statische Energie von jemandem aufzunehmen.

1. Bedenke, daß nicht du es bist, der heilt. Das wird mir jedesmal sehr klar, wenn ich eine nicht-physische Technik, wie die Wiege oder

die Bauchschaukel, verwende. Manchmal erwärmen sich meine Hände plötzlich, und ich fühle ein Kraftfeld von einigen Zentimetern Breite um sie herum und einen Strom von vibrierender Energie zwischen mir und meinem Freund. Ich weiß nicht, wohin sie geht oder was sie tut. Es ist die Lebenskraft, die heilt, nicht ich als Person. Alles was ich tue, ist, meine Hände über den Freund zu halten und abzuwarten, was geschieht. Die Liebe in uns heilt, in Form der Lebenskraft. So ist die Einstellung des ›Laß es geschehen‹ oder des ›Es wird geschehen‹ sehr gut für Polarity. Übernimm die Rolle eines Beobachters. Sogar ein skeptischer Beobachter tut gute Arbeit. Der Gedanke: ›Ich bin ein Heiler‹ legt ein starkes Gewicht auf das ›Ich, ich, ich...‹ – und das kann zur Folge haben, daß die statische Energie deines Patienten von dir angezogen wird.

2. Schüttle deine Hände aus nach der Behandlung, und spüle sie mit kaltem Wasser ab. Es ist nötig, die Hände ein paarmal mit einer starken Abwärtsbewegung auszuschütteln, so als wolltest du dir Wasser abschütteln. Dann wasch dir die Hände in kaltem Wasser. Dies beides entfernt und erdet die Energie, nicht-zielgerichtete Energie, die vielleicht in deinen Händen ist. Statische Energie wird als Schwere, Dicke oder Geschwollensein in den Händen erlebt.

3. Gib Polarity nicht, wenn du müde oder er-

schöpft bist. Wenn du erschöpft bist, wirst du nicht ganz ›anwesend‹ sein dabei. Unter dieser Bedingung würdest du erfahrungsgemäß die Energie deines Freundes aufnehmen, was nicht wünschenswert ist und vermieden werden sollte.

4. Hab Vertrauen in die Behandlung. Mach dir nichts daraus, wenn etwas Unvorhergesehenes passiert. Es kommt vor, daß sich jemand schlechter fühlt, bevor es zu einer Besserung seines Befindens kommt. Er schläft vielleicht ein, vielleicht wird ihm kalt, oder er erlebt Dinge an seinem Körper, die er vorher an sich nicht kannte.

Du mußt wissen, daß die Lebenskraft in engem Zusammenhang mit dem Wissen des Körpers über seine Bedürfnisse steht. In wenigen Fällen magst du sogar die Symptome des anderen, den du behandelst, fühlen. Hab keine Angst! Beobachte nur, was passiert, und es wird nach etwa einer Minute schon durch dich hindurchgegangen sein.

Der magnetische Effekt

Normalerweise fühlt man sich gut nach einer Polarity-Behandlung. Es kann aber auch vorkommen, daß du hinterher etwas müde bist. Dies ist ein Zeichen dafür, daß du dich nicht entspannt hast. Die Lebenskraft, die du in den anderen Menschen gelenkt hast, ist hilfreich. Entspanne dich also nach einer kleineren Pause und tue ein paar tiefe Atemzüge. Ein paar kräftige Bewegungen und eine kalte Dusche werden dir helfen und deine Kraft gleich zurückbringen.

Die Atmosphäre

Wenn du Polarity gibst, so paß auf, daß es warm, ruhig und behaglich in dem Raum ist, daß du genügend Bewegungsmöglichkeit hast. Verhindere Störungen, soweit das geht. Trage das Telefon hinaus, entferne Haustiere, und hänge vielleicht ein Schild mit der Aufschrift ›Bitte nicht stören‹ an die Tür. Du kannst zu der Behandlung auch sanfte Musik anstellen.

Bekleidung

Trage lockere, bequeme Kleidung. Dein Freund soll-te seine/ihre Schuhe und Strümpfe auszuziehen. Dies ermöglicht den direkten Energiekontakt mit den Füßen. Um es selbst bequemer zu haben, kannst du deine Schuhe auch ausziehen. Empfehlenswert ist es, alle Metalle abzulegen, wenn man Polarity gibt oder erhält. Metalle können sich leicht störend auf den Strom der Lebenskraft auswirken. Lege also Schmuck, Gürtelschnallen, Schlüssel, Hartgeld, Uhren und andere Metallgegenstände ab, bevor du beginnst!

Arbeitstisch

Es ist am angenehmsten, Polarity auf einem Massagetisch zu geben. Du kannst dabei alle Bewegungen und

Ein guter Massagetisch ist eine hervorragende Investition,
wenn du viele Polarity-Behandlungen geben möchtest.

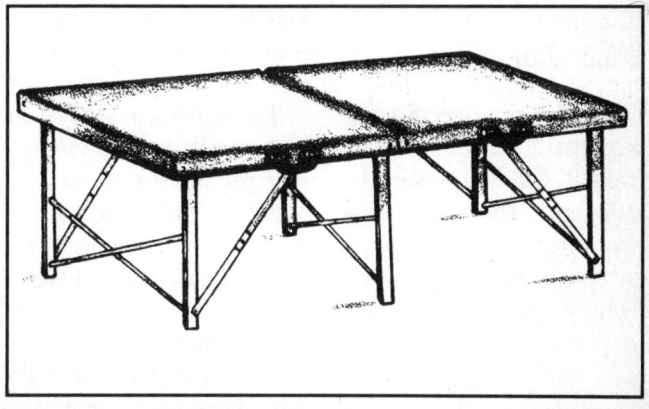

Haltungen entspannt und leicht ausführen. Die handelsüblichen Massagetische sind ausgezeichnet und können in medizinischen Bedarfsgeschäften erworben werden. Als Ersatztisch kann auch eine Tür dienen, die mit einem Polster versehen und auf zwei Böcke gelegt wird.

Bei der Auswahl deines Tisches achte darauf, daß er deinen Bedürfnissen gerecht wird. Etwas, worauf du achtgeben mußt, sind die verstellbare Höhe (so daß du und auch andere ihn gebrauchen können), die ausreichende Breite (damit auch ein dicker Mensch darauf liegen kann, ohne daß seine Arme herunterfallen) und die genügende Härte des Materials, sowie ein tragbares Gewicht.

Beginn einer Polarity-Behandlung

Bevor du mit einer Sitzung beginnst, sage deinem Freund, daß das, was er tun muß, darin besteht, ein paar tiefe Atemzüge zu tun, sich zu entspannen und das Erlebnis zu genießen. Er kann mit dir über seine Erfahrungen reden, kann lachen, schreien oder still sein.

Und je mehr du deinem Freund dazu verhelfen kannst, sich zu entspannen, desto leichter wird die Lebenskraft durch den Körper fließen. Tue, was dir im Augenblick richtig erscheint.

Atmung

Du kannst die Wirksamkeit von Polarity sehr verstär-ken, wenn du deinen Freund dazu ermutigst, während der Sitzung tief zu atmen.

Tiefes Atmen vermag zu entspannen und emotionale Verspannungen zu lockern. Wenn dein Freund tief atmet, wirst du bemerken, wie du das Pulsieren der Lebenskraft bei den nicht-körperlichen Übungen stärker erlebst. Die Wirkung von Polarity kann auch durch deine eigene Atmung verstärkt werden. Versuche bei einer Behandlung selbst tief zu atmen.

Dein Atem muß nicht synchron mit dem deines Freundes sein.

Schau bei der Arbeit des öfteren, ob dein Freund noch tief atmet. Der Atem sollte unterhalb des Nabels beginnen und bis hoch zu den Schultern strömen. Die

Einatmung sollte dazu dienen, die Luft in den Körper hineinzubringen, während die Ausatmung ganz entspannt sein sollte; sozusagen ein einfaches Loslassen des Atems. Es ist gleich, ob dein Freund durch die Nase oder den Mund atmet.

Erlernen der Positionen

Bei ›One-to-one‹-Übungen gibt es eine Reihe von Möglichkeiten. Sie sind am wirkungsvollsten, wenn du sie in der angegebenen Reihenfolge anwendest. Diese Positionen werden in den drei folgenden Lektionen beschrieben, die dir dabei helfen sollen, die Fülle der Informationen in leicht überschaubare Teile zu gliedern. Ich empfehle dir, ein Gefühl für jede einzelne Lektion zu bekommen und sie zu praktizieren, bevor du weitergehst. Auf diese Weise wirst du den Hauptteil schnell bewältigt haben. Bevor du anfängst, lies den Übungstitel, die Beschreibung und den Kommentar. Wenn du dann übst, kannst du den Kommentarabschnitt überspringen. Später wirst du die Übung kennen, wenn du nur den Titel liest.

Bei fortgeschrittener Praxis wirst du die ganze Polarity-Behandlung auswendig kennen, ohne noch ins Buch schauen zu müssen. Nutze deine Zeit und habe Geduld.

Die ›One-to-one‹-Behandlung bietet eine ausgezeichnete Möglichkeit, einen anderen Menschen auf eine hilfreiche, ihn nicht bedrängende Art zu lieben.

Reibe deine Hände kräftig aneinander, und wiege den Kopf des Freundes, ohne zu drücken. Am besten ist es, die Person nicht wirklich zu berühren. Laß deine Hände sich entspannen. Zeige- und Mittelfinger streichen an den Seiten des Halses hinab, während die Daumen an den Ohren bleiben.

Kommentar: Die Wiege ist eine sehr entspannende Übung. Sie kann sehr hilfreich sein, um sich von Nervosität, Kopfschmerzen und Verspannungen zu befreien. Versichere dich, daß du bei dieser und allen anderen Polarity-Positionen eine bequeme Körperhaltung einnimmst. Streng dich nicht an, wenn dein Rücken anfängt, weh zu tun. Leg eine Pause ein, komm entspannt zurück und mach dann weiter.

Behalte diese Stellung bei, bis du einen starken Energieaustausch in deinen Händen spürst. Die Dauer einer solchen Übung ist zeitlich nicht festgelegt. Am besten vertraust du dich darin deinen Intuitionen und Gefühlen an. Manchmal kann die Wiege eine halbe Stunde oder noch länger dauern —, meist macht man sie aber nur ein paar Minuten lang.

Ermuntere deinen Freund, tief zu atmen. Es ist leichter, die Lebenskraft zu erfahren, wenn du deinen Freund nicht wirklich berührst.

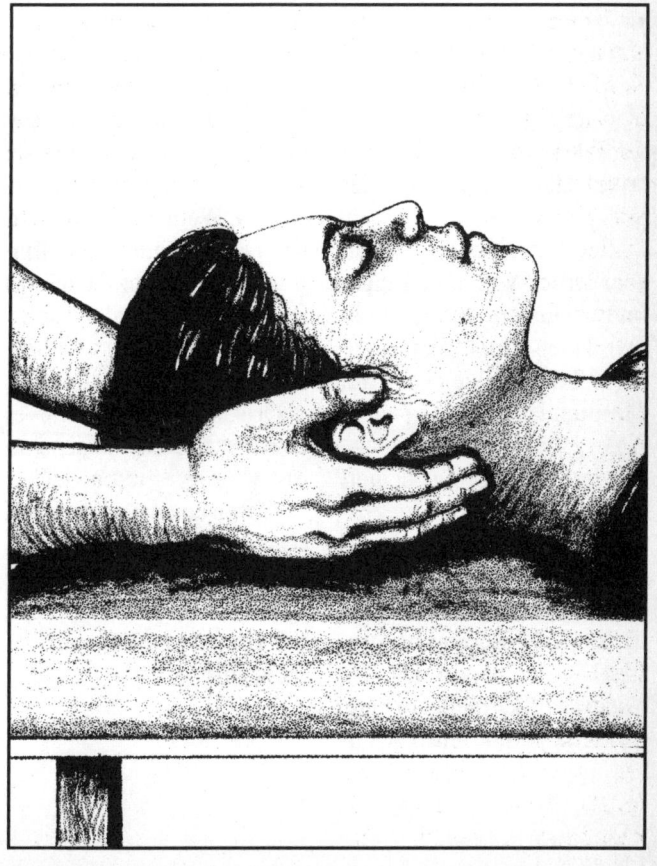

Position 2
Die Nordpol-Streckung

Laß den Kopf deines Freundes auf deiner rechten Handfläche ruhen, so daß dein Mittelfinger und Daumen den Okzipitalknochen* festhalten können. Deine linke Hand liegt auf der Stirn.

Ziehe nun unter ständigem Druck von Mittelfinger und Daumen der rechten Hand den Kopf gerade zurück. Tu dies eine oder zwei Minuten lang.

Kommentar: Bring deinen Freund dazu, sich zu entspannen und sich dir anzuvertrauen.

Wenn du dann an den Seiten deines Nackens hochtastest, so stößt du an das Ende des Okzipitalknochens (Hinterkopfknochens). Wenn du unter den Knochen drückst, wird die Haut dort wahrscheinlich etwas weich sein. Hast du diese Stelle einmal an dir selbst gefunden, so ist es leicht, sie bei jemand anderem zu entdecken. Wenn du spürst, daß der Daumen und Mittelfinger deiner rechten Hand das Ende des Okzipitalknochens richtig gegriffen haben, weißt du, daß es so stimmt.

Drücke so stark, wie es deinem Freund angenehm ist.

Wenn deine rechte Hand ermüdet, geh über zur nächsten Position.

Ermuntere deinen Freund, tief zu atmen, falls er/sie das nicht tut.

---

* Zum Hinterkopf gehörend.

Oben:
Die Nordpol-Streckung

Unten:
Die Basis des Okzipitalknochens (Hinterkopfknochens)

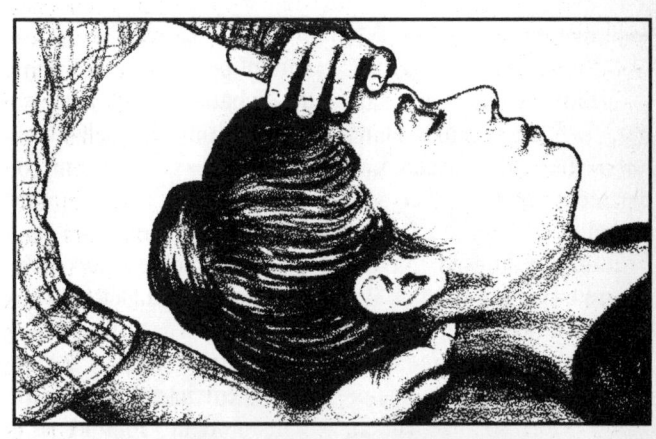

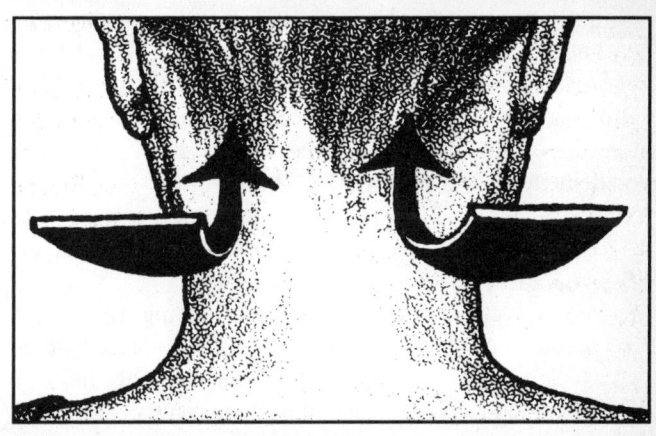

Position 3
Die Bauchschaukel

Stell dich an die rechte Seite deines Freundes. Reibe deine Hände kräftig aneinander. Laß deine linke Hand auf seiner Stirn liegen und die rechte genau unter dem Nabel. Dann drehe deinen Freund rhythmisch mit der rechten Hand. Schaukle ihn einige Minuten lang, dann halte an und laß deine Hände an ihrem Platz. Laß deine Hände dort solange ruhen, bis du den vibrierenden Fluß der Lebenskraft spürst (wenigstens eine Minute lang). Dann hebe deine Hände zwei bis fünf Zentimeter von deinem Freund weg und fühle wieder das Pulsieren der Lebenskraft in deinen Händen.

Kommentar: Achte darauf, daß das Schaukeln gleichmäßig und sanft ist, so wie man ein Baby wiegt. Der ganze Rumpf bewegt sich während des Schaukelns um zwei bis fünf Zentimeter. Folge dem Impuls des Körpers, um ein angenehmes und sanftes Tempo zu halten. Paß auf, daß deine rechte Hand nicht über den Bauch gleitet, während der Körper ruht.

Hand und Rumpf sollten sich gemeinsam bewegen. Scheint dein Freund sich nicht zu drehen, so versuche mit der rechten Hand tiefer zu drücken. Wenn du aufhörst zu schaukeln und deine Hände an ihrem Platz läßt, kann dein Freund fühlen, wie Energie durch seinen/ihren Körper pulsiert und strömt.

Diese Übung ist einfach und wirkt außerordentlich stark. Sie wird als Behandlung empfohlen, wenn du

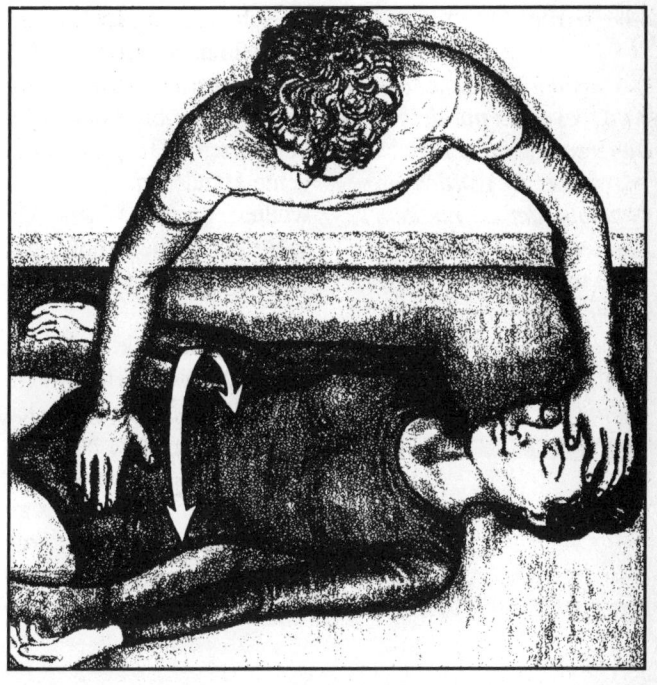

wenig Zeit hast. Wunderbar ist sie für Kinder vor dem Zubettgehen. Wiederum ist tiefes Atmen wichtig.

Vorschlag: Halte hier an und erprobe, was du gerade gelesen hast.

Position 4
Ausstreichen

Die Füße

Beende alle Arbeit an einem Fuß, bevor du mit dem anderen beginnst. Die Anweisungen wurden so abgefaßt, daß du mit dem rechten Fuß deines Freundes anfangen kannst. Wenn du dann mit dem rechten Fuß fertig bist, beginne mit dem linken, und wende die Anleitung dann bloß umgekehrt an.

Streiche mit beiden Händen das Bein nach unten aus, beginne oberhalb des Knies, und streiche bis zu den Zehenspitzen. Dann schüttle deine Hände kräftig aus, als wolltest du dir Wasser abschütteln. Wiederhole das ein paarmal.

Kommentar: Diese Übung beseitigt blockierte, nichtzielgerichtete Energie. Deine Hände können sich schwer, dick und geschwollen anfühlen. Dann ist es an der Zeit, diese Energie durch kräftiges Wegschleudern loszuwerden.

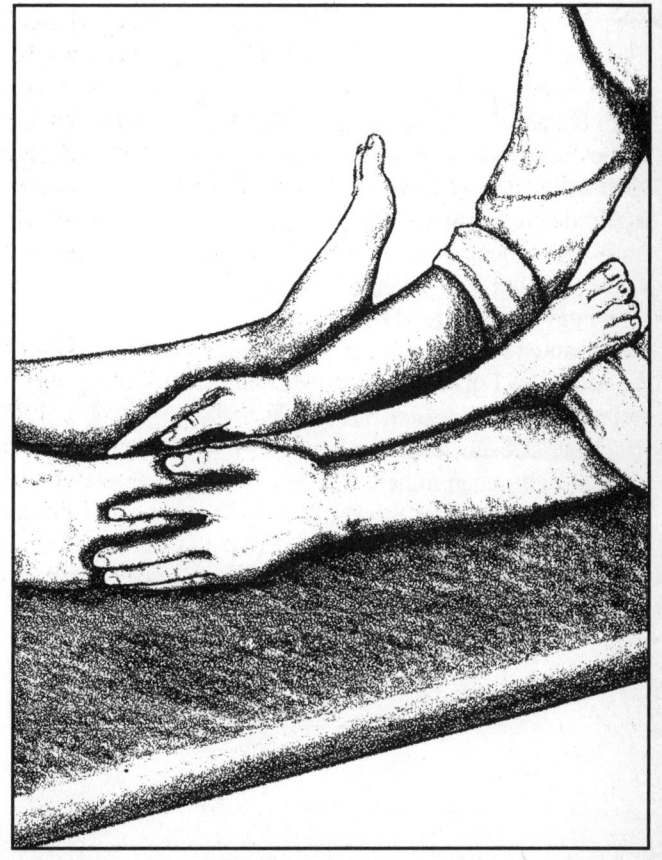

Position 5
Dehnen und strecken

Die rechte Ferse deines Freundes liegt auf den Fingern deiner linken Hand. Der Ballen deiner rechten Hand liegt am Fußballen. Nun dehne den Fuß mit der Kraft deiner rechten Hand und setze dein Körpergewicht ein, um die Achillessehne gut zu strecken. Dann lege deine rechte Hand an die Mitte des Fußendes, und ziehe den Fuß hinunter, bis das Knie sich um etwa eineinhalb Zentimeter anhebt.

Sei behutsam beim Strecken. Wiederhole dies ein paarmal.

Kommentar: Du kannst bei der folgenden Übung viel Kraft anwenden. Jedoch mußt du beim Strecken sehr sanft vorgehen. Prüfe, wie dein Freund das empfindet.

Oben:
Dehnen

Unten:
Strecken

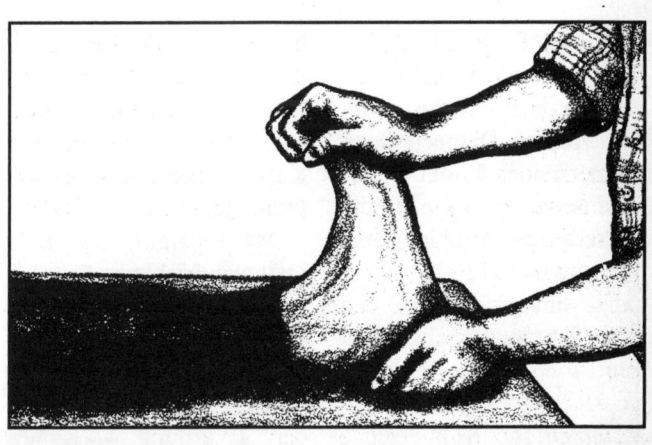

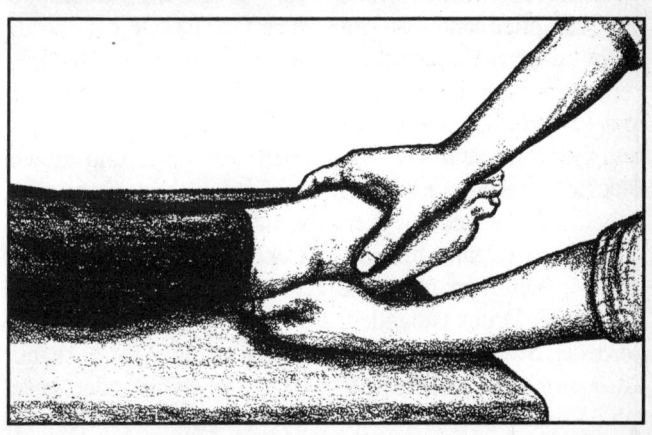

Position 6
Druck der inneren Ferse

Stütze die Ferse des rechten Fußes mit den Fingern der rechten Hand. Ertaste mit dem rechten Daumen einen schmerzenden Punkt an der Innenseite der Ferse. Drücke stetig, sanft und fest, aber massiere diesen Punkt nicht. Deine linke Hand hält den Fuß leicht in aufrechter Stellung.

Kommentar: Schmerzende und empfindliche Stellen (nicht durch Verletzungen verursacht) an den Füßen und anderen Körperteilen sind Widerspiegelungen von Blockierungen im Fluß der Lebenskraft durch die verschiedenen Organe und Systeme. Wenn man solche Stellen mit Druck behandelt, wird der Strom der Lebenskraft durch die reflektierten Organe stimuliert. (Einge-hendere Informationen über die Arbeit mit diesen schmerzenden Stellen und Reflexzonen sind in dem Kapitel über spezifische Bewegungen zu finden.)

Achte darauf, daß deine Daumennägel kurz sind.

Es mag einige systematische Nachforschungen erfordern, um einen sehr schmerzhaften Punkt zu finden. (Warnung: s. Kapitel ›Die Grundsätze der spezifischen Übungen‹.) Die meisten Leute haben einen oder mehrere Punkte, also untersuche die Ferse und arbeite mit jedem. Es mag nötig sein, starken Druck anzuwenden, um Schmerzpunkte zu finden. Wenn dein Freund eine schmerzende Stelle kennt, so drücke nur so stark, wie er oder sie es gut ertragen kann. Ermutige deinen Freund, sich zu entspannen und tief zu atmen und die Gefühle im Fuß durch den ganzen Körper fließen zu lassen. Wenn der Schmerz zurückgeht, kannst du innerhalb weniger Minuten leicht den Druck steigern. Wenn du ein Pochen unter dem Daumen spürst, gehe über zu einem anderen Schmerzpunkt.

Übe keinen direkten Druck auf ein Blutgefäß aus. Diese Übung wirkt auf den unteren Beckenbereich im Mittelpunkt des Körpers ein und ist besonders gut für Frauen mit Menstruationskrämpfen.

Oben:
In diesem Bereich der Ferse werden wahrscheinlich verschiedene Schmerzpunkte gefunden.

Unten:
Druck der inneren Ferse.

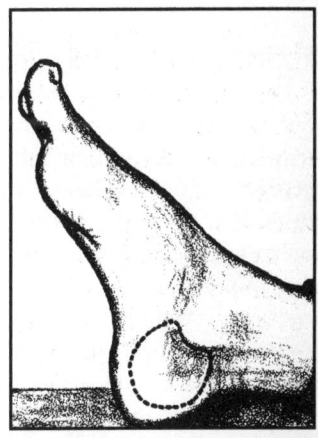

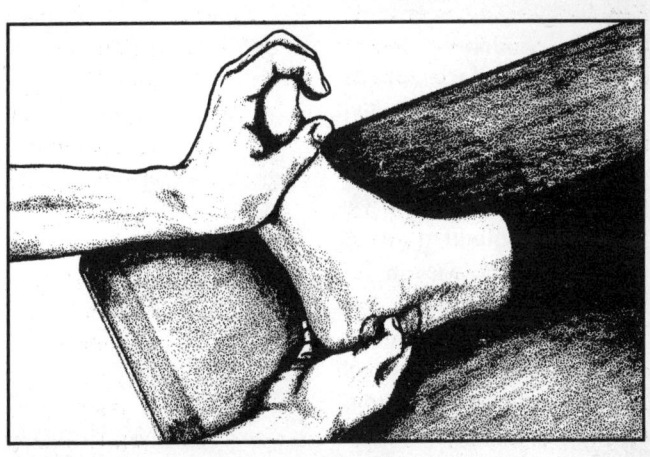

Position 7
Drehung der äußeren Ferse

Drehe den Knöchel des rechten Fußes um 45 Grad. Stütze dabei die Ferse des rechten Fußes mit den Fingern deiner linken Hand. Ertaste mit dem linken Daumen einen Schmerzpunkt an der äußeren Ferse. Sei behutsam, wende stetigen Druck an und massiere nicht. Halte mit der rechten Hand die Spitze des Fußes und drehe sie.

Kommentar: Geh hierbei genauso sorgsam mit den Schmerzpunkten um, wie du das bei der letzten Übung getan hast. Arbeite mit so vielen Schmerzpunkten an der äußeren Ferse, wie du finden kannst.

Wenn es schwerfällt, den Fuß zu drehen, so bring dich in eine bequemere Haltung.

Diese Übung wirkt auch auf den unteren Beckenbereich ein und mehr noch auf die Körperseiten als Position 6.

Das Fußgelenk
wird um seine Achse gedreht.

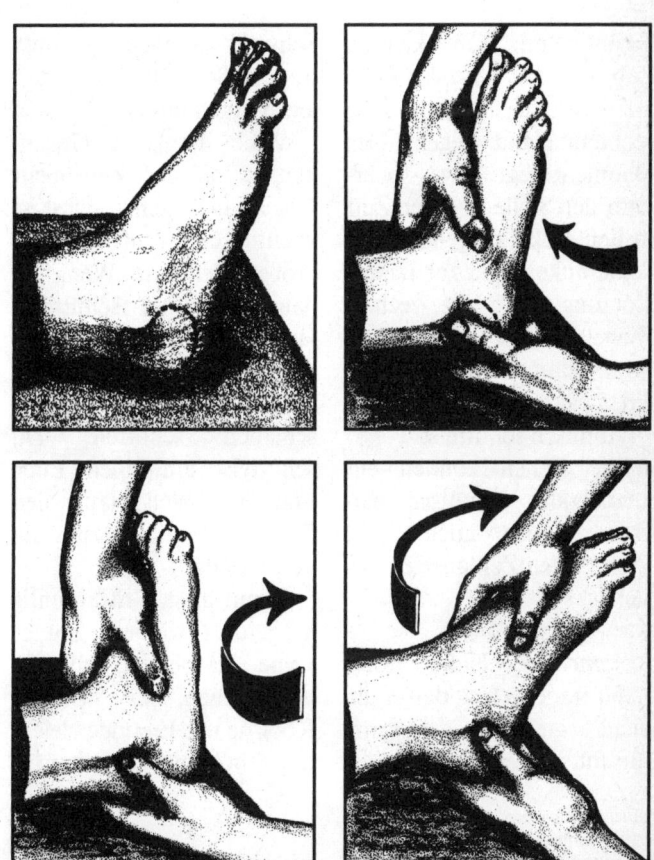

Position 8
Ziehen der Zehen

Beginne mit dem kleinen Zeh. Laß das Ende des Zehs auf dem Zeigefinger deiner rechten Hand liegen. Der Daumen liegt etwas oberhalb der Stelle, wo der Zeh in den Fuß übergeht. Halte deine linke Hand zur Unterstützung über die rechte. Ziehe den Zeh gerade zurück, während du den Fuß ein paarmal hebst und rhythmisch schüttelst.

Die Zehen können ein knackendes Geräusch machen — oder auch nicht. Ziehe jeden Zeh aus. Tu das sanft.*

Kommentar: Halte jeden Zeh gerade so fest, daß er dir nicht aus den Fingern rutscht. Wenn der Fuß Schweiß absondert, kannst du eine Socke über den Zeh legen und dann ziehen.

Mach dir keine Gedanken, wenn der Zeh nicht knackt. Das Ziehen selbst ist wichtig. Geh sanft mit dem großen Zeh um. Wenn du dann den Fuß schüttelst, laufen Kraftwellen durch den Körper. Es ist etwa so, als wenn man einen Gartenschlauch schüttelt. Du schüttelst am einen Ende und eine Welle läuft den Schlauch hinunter zum anderen Ende.

Wenn diese Griffe richtig ausgeführt werden, gibt es keine Schmerzen, und du wirst sehen, wie sich der Kopf deines Freundes leicht mit dem Schütteln bewegt.

---

* Ziehe niemanden an den Zehen, der dort Arthritis oder aber starke Probleme mit seinem Rücken hat.

Oben:
Haltung der Hand beim Ziehen der Zehen.

Unten:
Das Ziehen der Zehen.

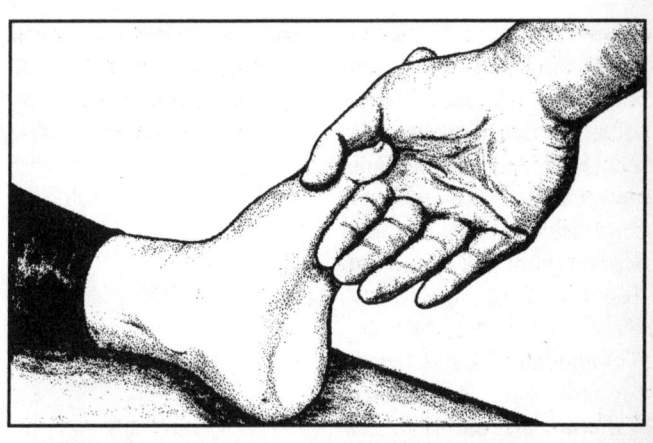

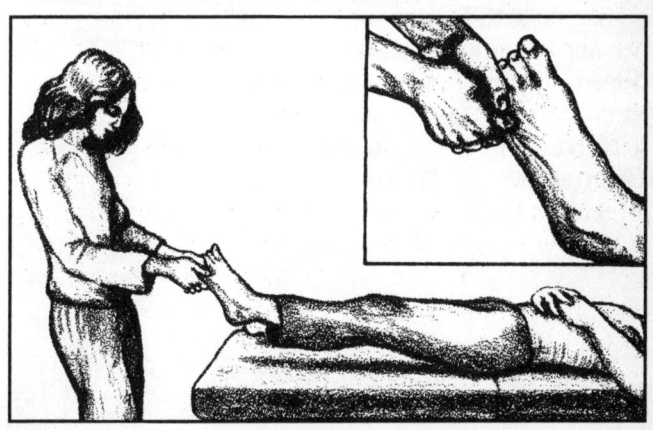

Position 9
Streichen mit den Fingerknöcheln

Balle die rechte Hand zur Faust, und massiere gründlich die ganze rechte Fußsohle mit den Knöcheln der rechten Hand. Deine linke Hand stützt den Fuß. Arbeite eine Weile an den Schmerzpunkten, die du entdeckst.

Kommentar: Laß deinen Freund sich entspannen, während du die Schmerzpunkte drückst. Drücke wieder nur so stark, wie es für deinen Freund angenehm ist.

Merke dir für spätere Übungen, wo die Schmerzpunkte am Fuß liegen.

Vorschlag: Praktiziere die gesamte erste Lektion, bevor du weitergehst.

Knöchelstreichen

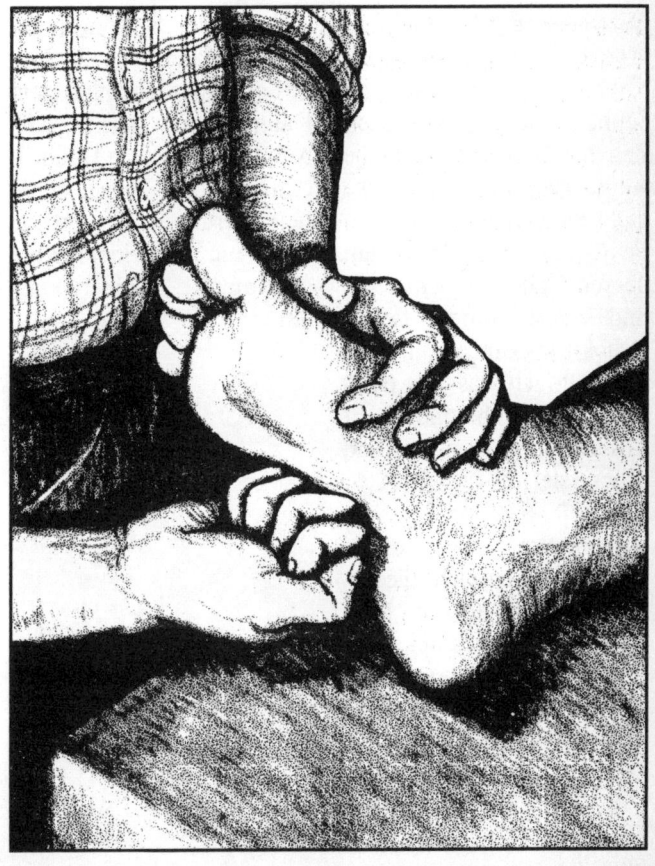

Position 10
Pressen
gedehnter Sehnen

Der Ballen der linken Hand drückt den rechten Fußballen so zurück, daß die breite Sehne unter dem großen Zeh gedehnt wird. Wenn die Sehne gespannt ist, drücke mit dem rechten Daumen in sie hinein. Fange mit dem oberen Ende der Sehne an, und gehe unter tiefem Druck langsam an ihr hinunter. Mach das ein paarmal, gib dabei besonders auf Schmerzpunkte acht und drücke sie.

Wenn du die Finger der rechten Hand über die Spitze des Fußes legst, hat dein Daumen eine stärkere Hebelkraft. Sollte dein Daumen ermüden oder möchtest du tiefer drücken, so arbeite vorsichtig mit einem Knöchel an den Schmerzpunkten.

Kommentar: Bei dieser Übung werden nicht die Zehen, sondern nur der Fußballen zurückgedrückt, so daß die Sehne sich streckt.

Eine Serie von kurzen Druckbewegungen auf die Sehne ist nicht so schmerzhaft wie sehr langsames Pressen.

Oben:
Die breite Sehne unter dem großen Zeh.

Unten:
Das Pressen der gedehnten Sehne.

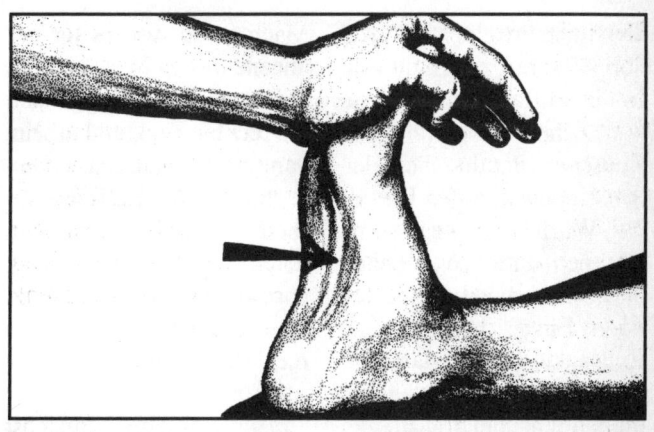

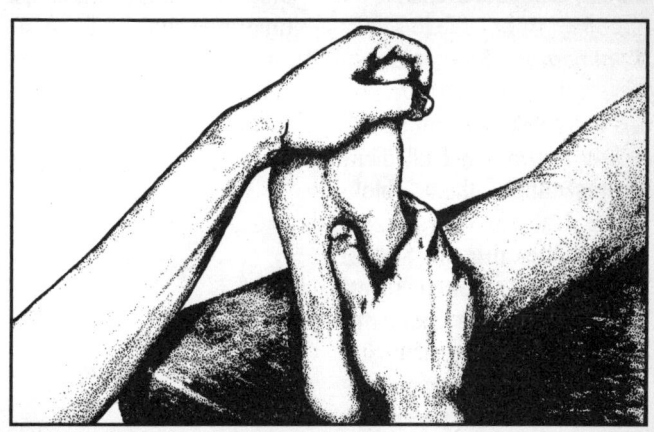

Position 11
Das Pressen des Würfelbeins, die Knöcheldrehung

Stell dich in einem Winkel von 45 Grad zum Fuß auf. In der Mitte zwischen Ferse und Zehen an der äußeren Fußseite wirst du einen kleinen Knochen finden.Dies ist das Würfelbein. Lege deine Daumen unter beide Seiten dieses Knochens. Deine übrigen Finger bedecken die Fußspitze. Drücke dann mit deinem Daumen, während du den Knöchel drehst.

Kommentar: Stell dich so hin, daß du es beim Drehen des Knöchels bequem hast.

Die Arbeit am Fuß dient hauptsächlich dazu, blockierte Energie freizusetzen. Da wir hier nur am Südpol des Körpers arbeiten, befassen wir uns jetzt nicht mit der Polarisierung der Lebenskraft. Es ist gleich, welche Hand du verwendest.

Mach es so, wie es dir am angenehmsten ist.

Beende alle Bewegungen am rechten Fuß, und arbeite dann vollständig am linken. Wenn du mit Reflexzonentherapie oder irgendeiner anderen Fußmassagetechnik vertraut bist, so hast du jetzt eine ideale Gelegenheit, sie hier unterzubringen.

Vorschlag: Hör zunächst einmal hier auf, und probiere aus, was du gerade gelesen hast.

Oben:
Das Würfelbein

Unten:
Das Pressen des Würfelbeins beim Drehen des Knöchels.

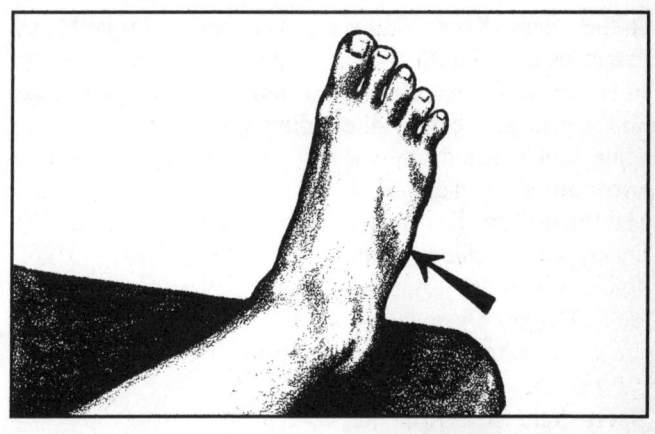

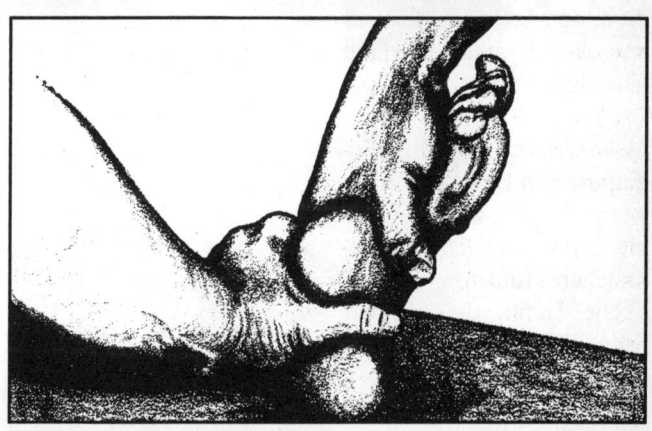

Position 12
Pressen des rechts- und linksseitigen Okzipitalknochens (Hinterkopfknochens)

Drehe den Kopf deines Freundes nach links, so daß er in einem Winkel von 45 Grad geneigt liegt. Halte deine linke Hand an die Stirn, um sie in dieser Position zu stützen. Der Mittelfinger der rechten Hand drückt unter das Ende des rechtsseitigen Okzipitalknochens. Behalte den Druck für einige Minuten bei. Dann drehe den Kopf auf die andere Seite, um dort mit jeweils der anderen Hand dasselbe zu tun.

Kommentar: Dein Mittelfinger, der den Druck ausführt, sollte das Ende des Okzipitalknochens (Hinterkopfknochens) fühlen.

Die Hand, die auf der Stirn liegt, sollte keinen Druck anwenden.

Um mehr Kraft im Mittelfinger zu haben, halte die Hand so, wie auf der Abbildung gezeigt.

Oben:
Der Mittelfinger ist unter dem Ende des Okzipitalknochens,
ungefähr 2,5 cm vom Ohr entfernt.

Unten:
Druck unter den Okzipitalknochen — Gesamtansicht.

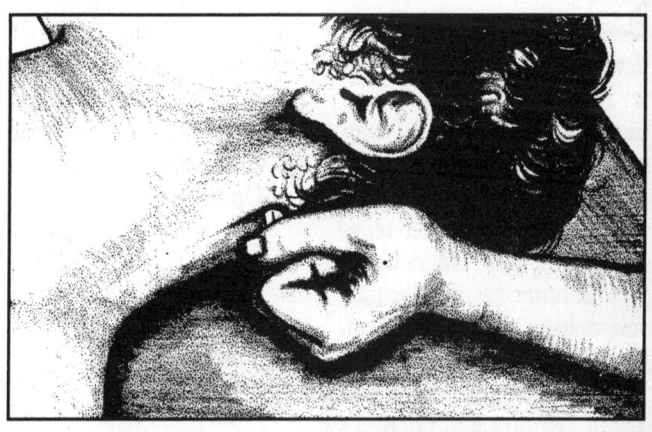

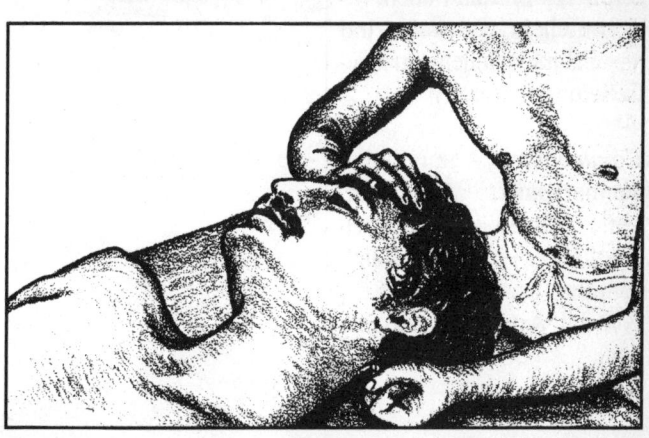

Position 13
Stimulieren des Unterarmgewebes mit den Daumen

Stell dich an die rechte Seite deines Freundes, nimm seine rechte Hand, und presse das Gewebe zwischen Daumen und Zeigefinger. Gebrauche dafür den Daumen und Zeigefinger deiner rechten Hand, und entdecke einen Schmerzpunkt. Drücke mit deiner linken Hand unterhalb des Ellenbogens am äußeren Arm, um dort einen Schmerzpunkt zu finden.

Stimuliere abwechselnd die Schmerzstellen im Gewebe und Unterarm.

Kommentar: Um den Schmerzpunkt am Unterarm zu finden, suche danach etwa 2½ cm unter der Ellbogenfalte und etwa 2½ cm von der Armkante nach innen.

Für deinen Freund ist es angenehmer, wenn du die Finger deiner linken Hand unter den Ellbogen legst, um ihn zu stützen, während du den Unterarm stimulierst.

Links oben:
Halten des Gewebes mit dem Daumen – Gesamtansicht.

Links unten:
Halten des Gewebes mit dem Daumen – Teilansicht.

Rechts:
Stimulieren des Gewebes an Hand und Unterarm mit dem Daumen.

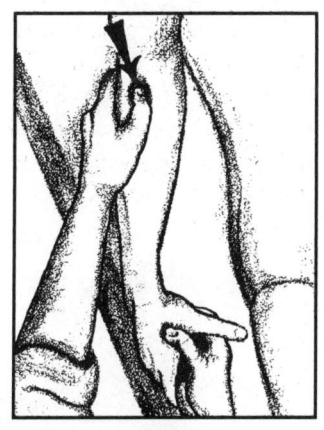

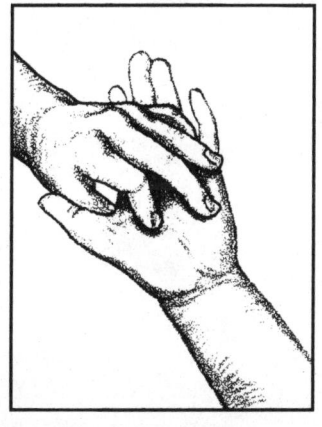

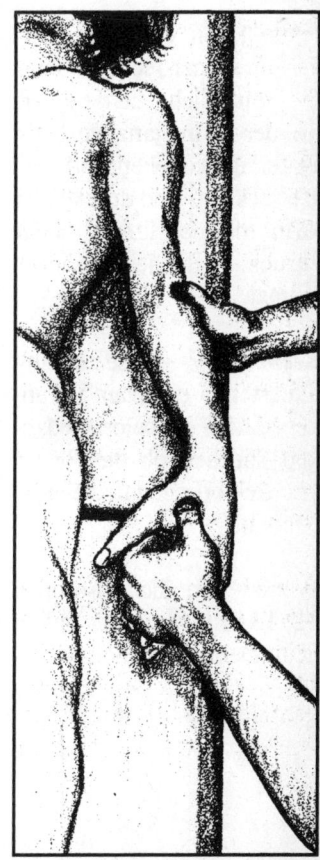

Position 14
Fingerziehen

Halte jeden einzelnen Finger mit deiner rechten Hand gut fest. Ziehe den Finger, bis der Arm ganz von der Unterlage gehoben und ausgestreckt ist, und drücke den Arm mit der linken Hand zurück. Ziehe jeden Finger einmal.

Kommentar: Diese Übung dauert nur ein paar Sekunden. Mach dir keine Gedanken darüber, ob die Finger knacken oder nicht, ziehe sie einfach.

Wende nun die Positionen 12, 13 und 14 an der linken Seite Deines Freundes an.

Das Fingerziehen

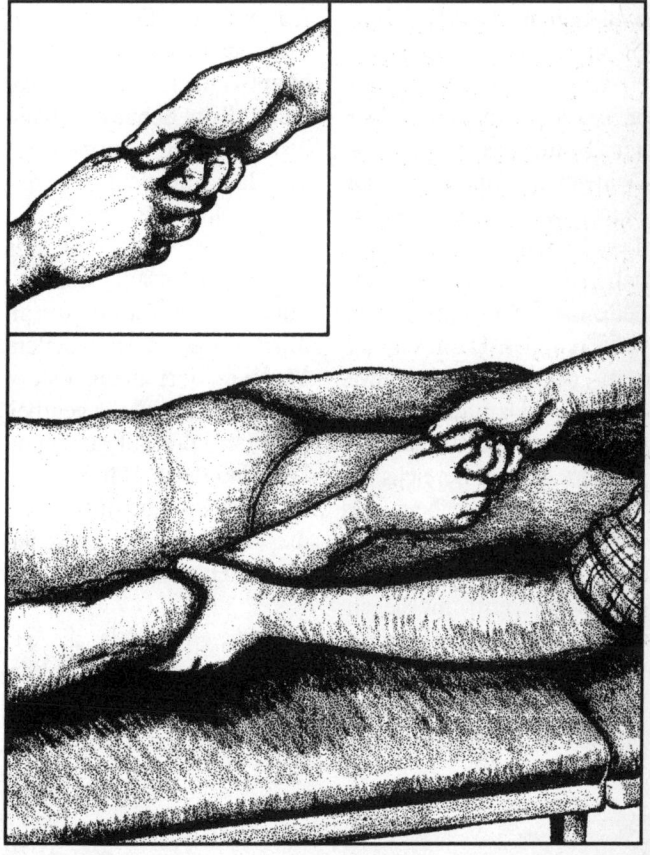

Position 15
Schlüsselbein, Solarplexus-Schaukel

Stell dich an die rechte Seite deines Freundes, und lege die rechte Hand auf den Solarplexus*, genau unterhalb der Mitte des Brustkorbs. Deine linke Hand bildet eine Faust mit abwärtszeigendem Daumen. Drücke deinen Daumen an die untere Seite des Schlüsselbeins deines Freundes. Dann schaukle mit beiden Händen. Bewege deinen Daumen auf beiden Seiten schrittweise entlang des ganzen Bereichs unter dem Schlüsselbein. Da deine linke Hand oberhalb und die rechte unterhalb des Körperzentrums liegen, kann deine linke Hand sowohl am hinteren als auch am rechten Schlüsselbein arbeiten und noch die Energie polarisieren.

Kommentar: Das Drücken und Schaukeln übernimmt hauptsächlich die linke Hand. Beim Schaukeln halte deinen linken Daumen ruhig, damit er nicht über das Schlüsselbein rutscht. Wenn du an der Unterseite des Schlüsselbeins auf Schmerzpunkte stößt, kannst du an ihnen etwas länger arbeiten. Wenn du dort an einer stark schmerzenden Stelle gearbeitet hast, höre auf zu schaukeln, laß deine Hände in ihrer Position und fühle, wie die Lebenskraft zwischen deinen Händen fließt.

Vorschlag: Wende die gesamte zweite Lektion an, bevor du weitermachst.

---

* Nervengeflecht im Oberbauch.

Oben:
Das Schlüsselbein

Unten:
Schlüsselbein/Solarplexus-Schaukel

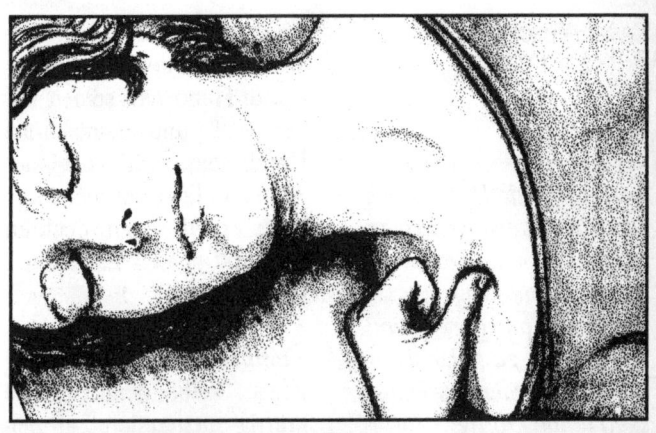

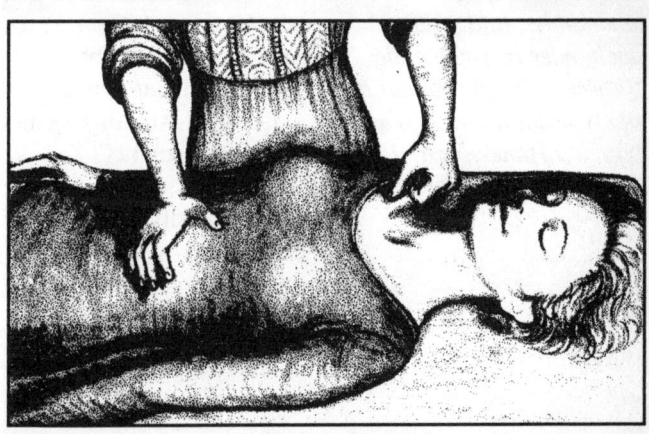

Abschließende Übungen

Jetzt, nachdem die tief entspannende Behandlung blockierte Lebensenergien freigesetzt hat, werden wir subtile Berührungs-methoden anwenden, um die Energie zu polarisieren. Reibe vor jeder Bewegung die Hände kräftig aneinander, und schüttle nach jeder Bewegung die statische Energie von dir ab, so als wolltest du dir Wasser von den Händen schütteln.

Du stehst an der rechten Seite deines Freundes, deine rechte Hand hält seinen linken Fuß und deine linke Hand seine rechte Hand. Stehst du links, so hält deine linke Hand seinen rechten Fuß und deine rechte Hand seine linke.

Kommentar: Bevor du beginnst, reibe deine Hände kräftig aneinander. Laß deine Hände an ihrem Platz, solange du das Kribbeln der Energie in ihnen spürst.

Ist die Atmung deines Freundes noch tief?

Diese Position ist dieselbe wie die Positionen 5 und 6 des Polarity-Kreislaufs.

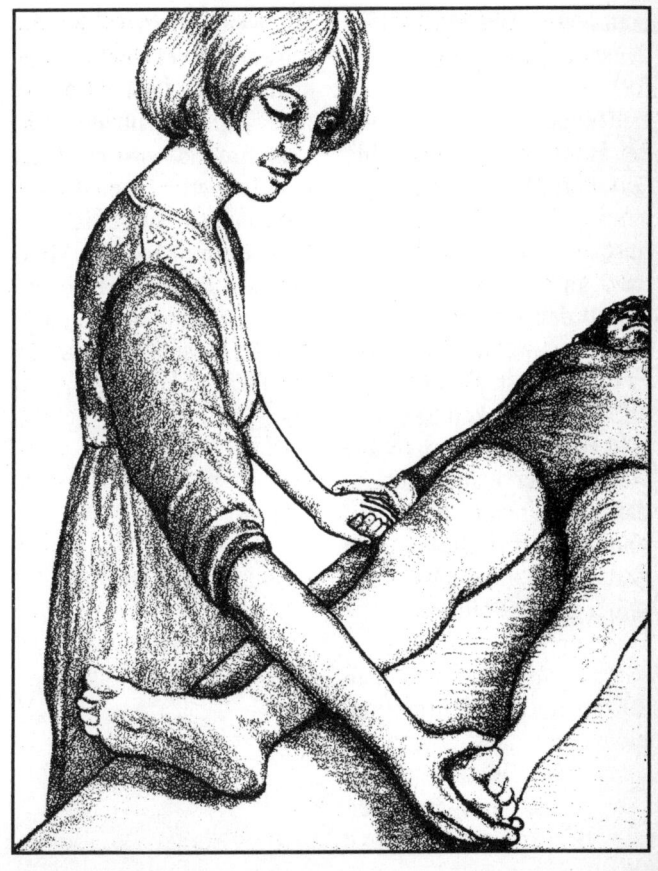

Position 17
Hüftschaukel und Halten der Schultern

Stell dich an die rechte Seite deines Freundes. Lege deine rechte Hand auf den linken Hüftknochen und deine linke Hand auf seine rechte Schulter. Wiege die Hüften einige Minuten lang rhythmisch hin und her, und halte dann an.

Laß deine Hände in ihrer Stellung, wenn du starke Energie fühlst. Dann tu dasselbe an der linken Seite deines Freundes. Wechsle die Haltung der Hände aus, so daß deine rechte Hand auf seiner linken Schulter liegt und deine linke Hand auf seiner rechten Hüfte.

Kommentar: Gib acht, daß du nur mit den Hüften und nicht mit den Schultern schaukelst. Wenn du mit dem Wiegen fertig bist, werden du und dein Freund sehr wahrscheinlich ein Anschwellen der Lebenskraft spüren. Du wirst es in deinen Händen fühlen, und dein Freund wird es in seinem ganzen Körper erleben. Gewöhnlich spüre ich das Kribbeln eine bis fünf Minuten lang in meinen Händen.

Diese Position ist dieselbe wie die Positionen 3 und 4 des Polarity-Kreislaufs.

Hüftschaukel und Halten der Schultern.

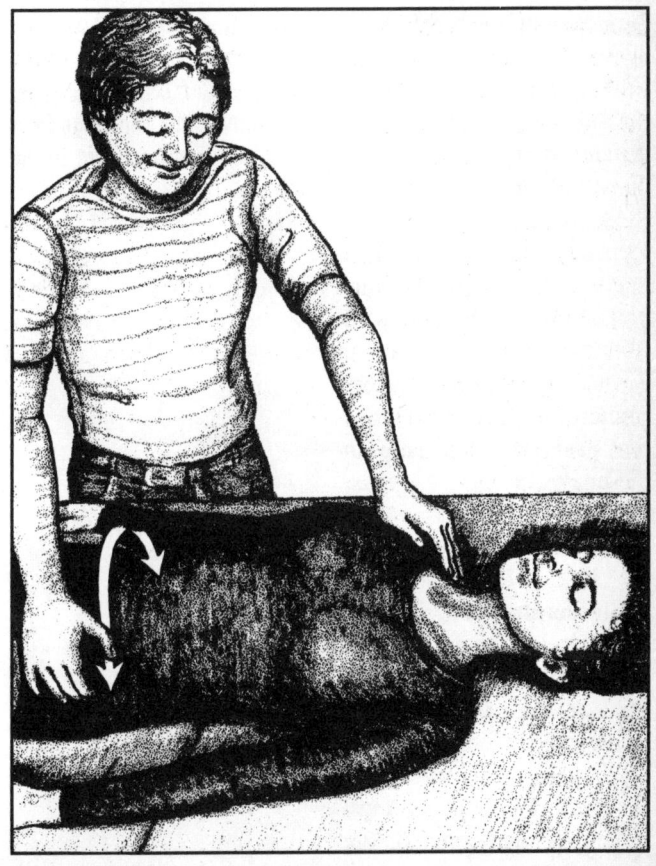

Position 18
Stirn und Nabel

Stell dich auf die rechte Seite deines Freundes, und bilde Fäuste mit beiden Händen, die Daumen weisen nach unten. Berühre sanft mit dem rechten Daumen eine Stelle dicht über dem Nabel. Der linke Daumen, der auch nach unten zeigt, berührt den Körper nicht und wird über die Stirnmitte gehalten, etwa 2 cm über den Augenbrauen. Halte deine Hände ein paar Minuten lang in dieser Position.

Kommentar: Paß auf, daß die linke Hand die Stirn nicht berührt. Die Energie wird als angenehm empfunden, wenn der linke Daumen ca. 2 cm über der Stirn ist. Vielleicht erlebst du ein starkes Kribbeln im linken Daumen. Es ist nicht ungewöhnlich, daß jemand, der diese Behandlung erfährt, schöne Farben sieht und dabei einschläft.

Mach es dir in dieser Haltung so bequem wie möglich.

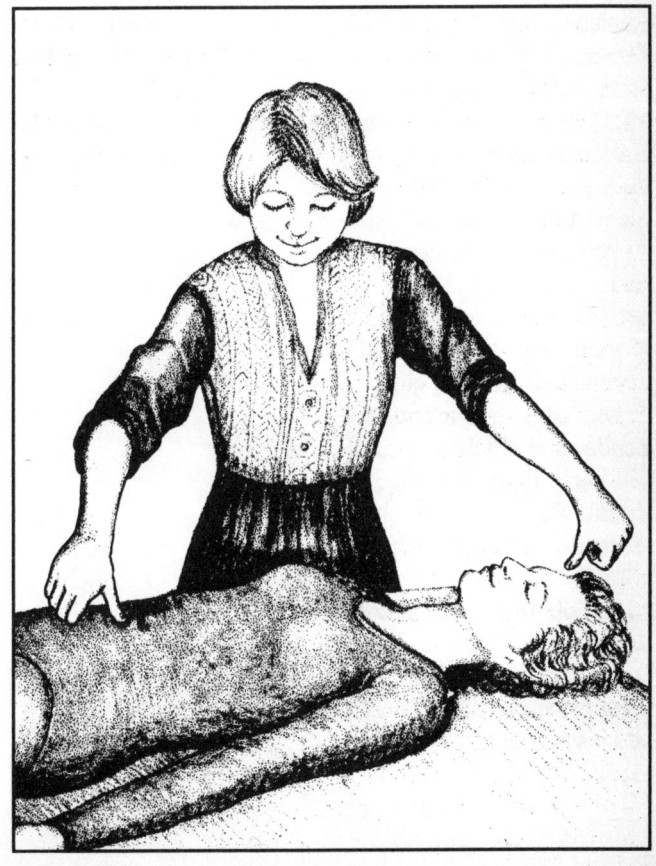

Position 19
Scheitel

Streiche gleichmäßig mit deinen Fingern über die Stirn, während die Daumen über dem Scheitel deines Freundes liegen. Deine Daumen berühren einander nicht, und es kommt dabei zu keinem körperlichen Kontakt.

Kommentar: Nimm eine dir angenehme Haltung ein.

Dies ist eine sehr entspannende und auch kraftvolle Übung. Laß deine Hände an ihrem Platz, bis du einen starken Energieaustausch spürst.

Vergiß nicht, die Hände aneinanderzureiben, bevor du anfängst, und zum Abschluß die statische Energie auszuschütteln.

Der Scheitelpunkt

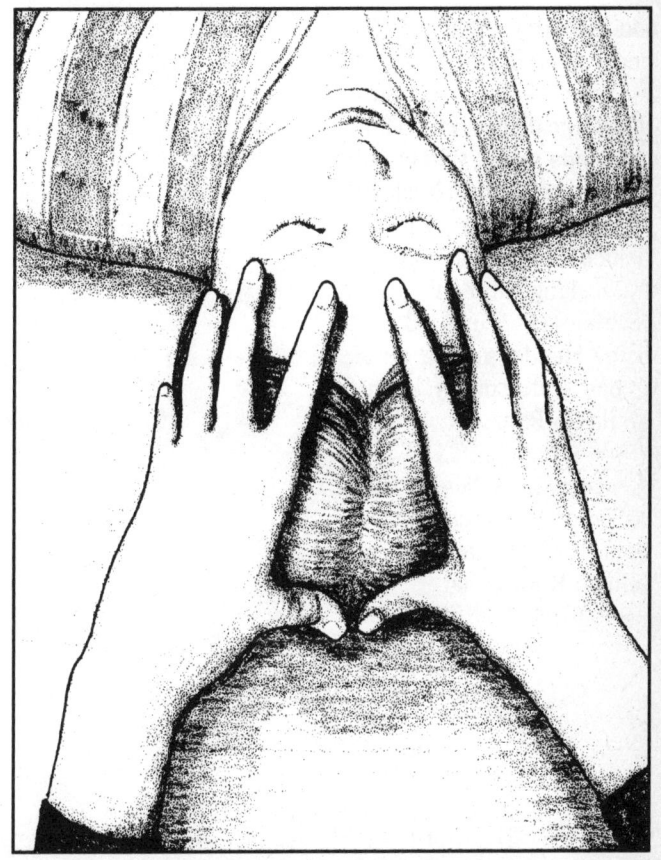

Position 20
Aufladen der Wirbelsäule

Dein Freund dreht sich auf den Bauch. Reibe deine Hände stark aneinander, dann lege deine rechte Hand ans Ende seiner Wirbelsäule und deine linke Hand ans Ende des Halses. Schaukle deinen Freund ein paar Minuten lang sanft mit deiner rechten Hand, und laß dann deine Hände, solange du die Lebenskraft spüren kannst, an ihrem Platz.

Kommentar: Diese Übung ist besonders wichtig, wenn dein Freund Probleme mit seinem Rücken hat.

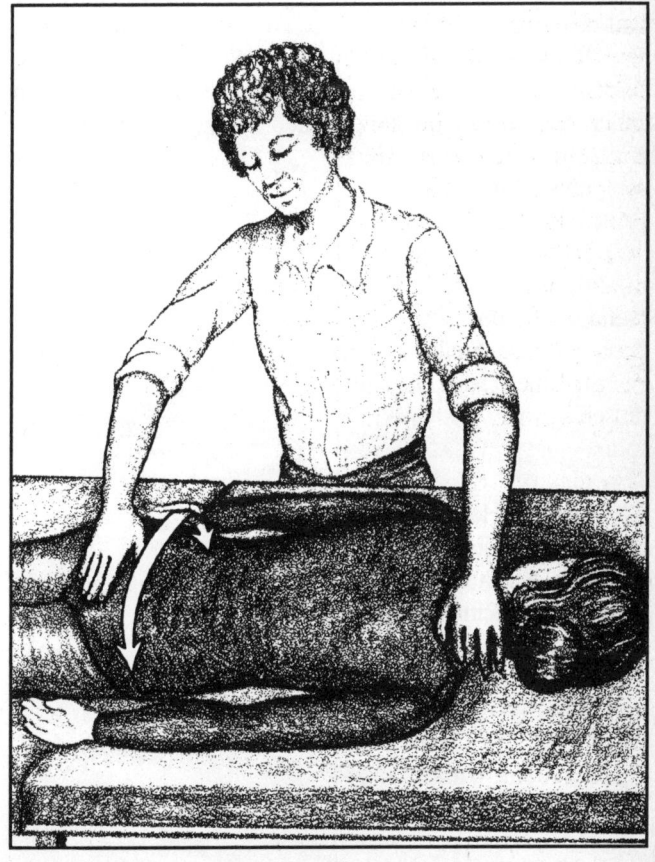

Position 21
Aufladen des Zentrums

Laß deinen Freund sich auf den Rücken rollen. Reibe deine Hände kräftig aneinander. Wenn du eine starke Aufladung in deinen Händen fühlst, halt deine rechte Hand etwa 2½ bis 5 cm über den Körper in Höhe des Brustbeins und deine linke Hand leicht über die Stirn. Behalte diese Stellung bei, bis du einen starken Austausch von Lebenskraft spürst.

Kommentar: Halte die Hände auf der Höhe, wo du den stärksten Austausch der Lebenskraft in deinen Händen fühlst. Laß deinen Freund liegenbleiben, solange er mag. Dies ist ein geeigneter Augenblick, um dir die Hände in kaltem Wasser abzuspülen.

Wenn du das Gefühl hast, daß dein Freund bereit ist, fahre fort mit den Positionen 22 und 23.

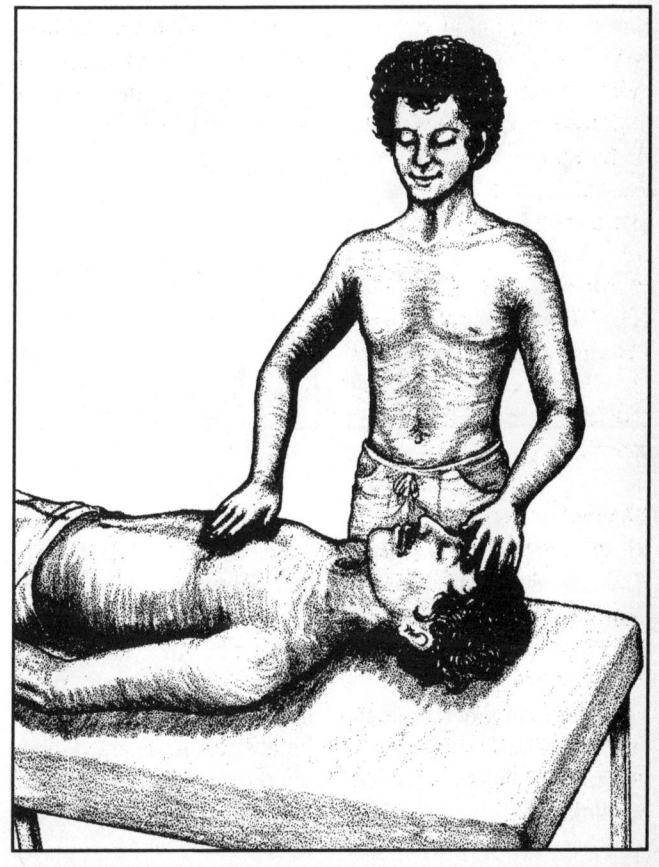

Position 22
Ausstreichen des Rückens

1
Ausgangsposition

2
Die Hände kreuzen sich
im Nacken.

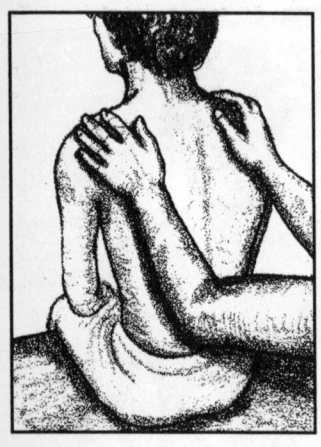
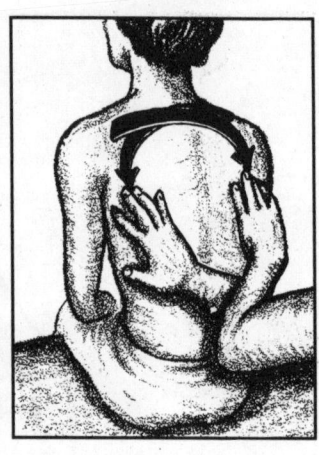

Wenn du siehst, daß dein Freund bereit ist, hilf ihm, sich zu erheben. Streiche dann mit deinen Fingern auf die folgende Art über den Rücken:

Beginne mit deiner rechten Hand auf der rechten und mit der linken Hand auf der linken Schulter. Streiche so über den Rücken, daß sich die Hände am Ende des Nackens kreuzen und bis zu den Schultern gehen. Dann fahre mit deiner rechten Hand die linke Körperseite hinunter, während deine linke Hand die rechte Seite hinabstreicht. Deine Hände überkreuzen sich wieder unterhalb der Taille. Mach das etwa zehnmal.

3
An den Seiten hinunter.

4
Die Hände überkreuzen sich am unteren Ende der Wirbelsäule.

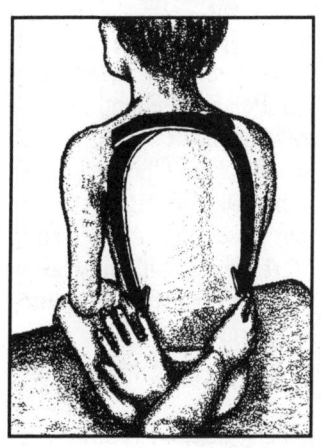
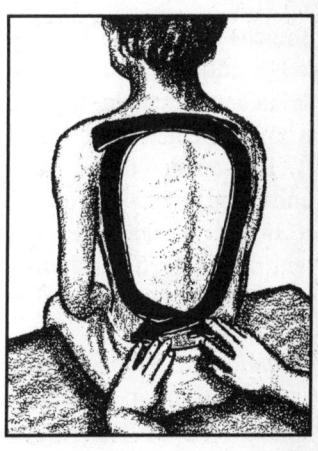

Kommentar: Beginne mit festem Streichen, und werde von Mal zu Mal leichter, bis du den Körper kaum noch berührst. Setze die Bewegung ohne Berührung fort. Schüttle die statische Energie nach jedem Ausstreichen ab. Diese Übung eignet sich gut, wenn du nur ein paar Minuten Zeit hast.

Position 23
Ausstreichen der vorderen Körperhälfte

Streiche die vordere Körperhälfte entlang, und beginne damit am Scheitelpunkt des Kopfes. Deine rechte Hand streicht an der linken Seite und deine linke Hand an der rechten Seite deines Patienten, deiner Freundin hinunter. Tu dies etwa zehnmal.

Kommentar: Wende dieselben Berührungsmethoden an wie bei der vorhergehenden Übung.

Gestatte es dem Patienten, an diesem Punkt auszuruhen, solange es ihm gefällt. Spüle wiederum deine Hände mit kaltem Wasser ab, um verbliebene statische Energie loszuwerden. Vergiß nicht, deinem Freund jetzt ein Glas Wasser, Saft oder Kräutertee anzubieten.

Ich empfehle dir, die drei Lektionen des Hauptteils der Polarity-Behandlung anzuwenden, bevor du zu den spezifischen Übungen übergehst. Die spezifischen Übungen lassen sich am besten in Verbindung mit dem Hauptteil der Polarity-Behandlung verwenden.

Links:
Ausgangsposition

Rechts:
Ausstreichen der vorderen Körperhälfte.

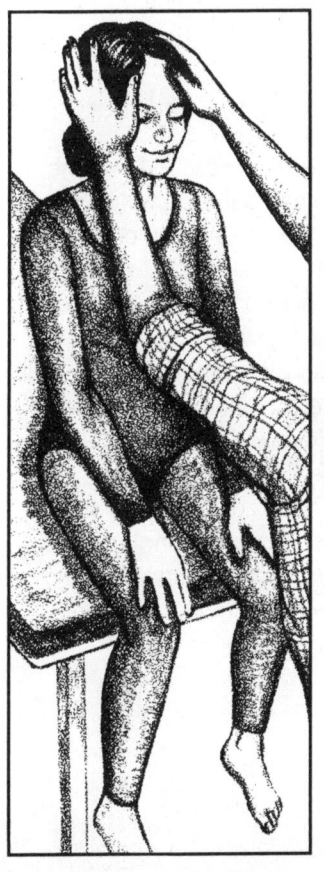
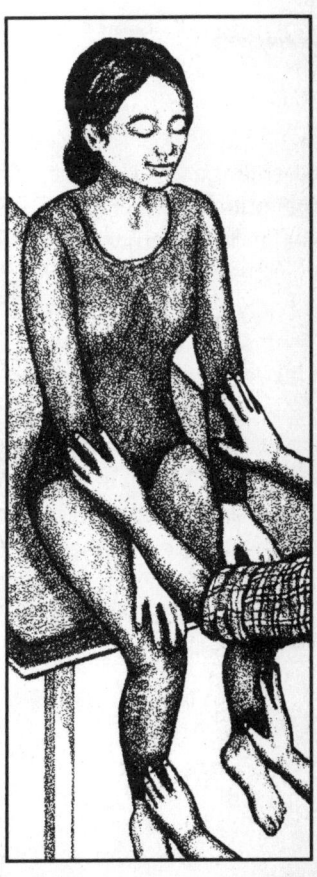

97

Einfachheit

Über lange Zeit herrschte die weitverbreitete Annahme,
daß gute Medizin bitter zu sein hat, daß eine wirksame
Behandlung schmerzhaft sein müsse und daß eine
intelligente Methode kompliziert zu sein habe.
Polarity Energy Balancing bricht mit dieser Tradition,
denn sie ist einfach, aber auch effektiv.
Laß dich nicht täuschen von der Einfachheit der Methode.
Wenn sie auch als so einfach erscheinen mag wie ein
Apfel an einem Baum, so ist Polarity doch ein Geheimnis
– wie das Leben in einer Zelle.
Das Polarity-System, eine Methode zur Wiederherstellung
des natürlichen Flusses der Lebenskraft, bringt neue
Mittel der Heilung und der persönlichen Umwandlung;
sie könnte leicht eine revolutionäre Wirkung auf das
Gesundheitsbewußtsein ausüben.

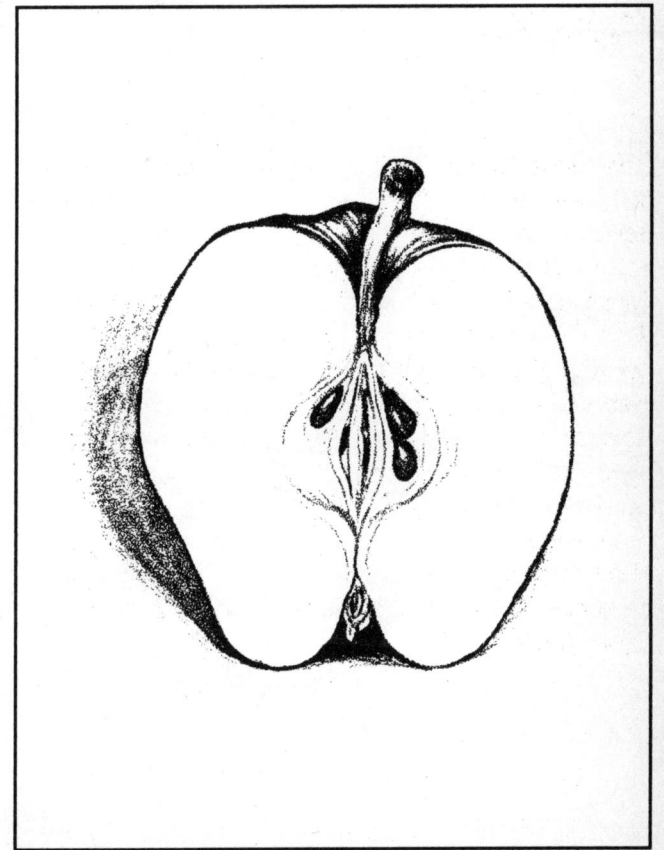

Teil III

Spezifische Übungen

Wenn du den Hauptteil der Polarity-Behandlung gemeistert
hast, so bist du vorbereitet, um mit spezifischen Übungen zu
beginnen. Der Hauptteil der Polarity-Behandlung ist hervorragend geeignet, um den Fluß der Lebenskraft durch den
Körper in Gang zu bringen und um statische Energiemuster
aufzubrechen. Die spezifischen Übungen wurden entwik-
kelt, um den Strom der Lebenskraft in solche Bereiche des
Körpers zu lenken, wo sich die meisten Blockierungen äu-
ßern. Wende spezifische Übungen nach Position 15 an, also
vor den abschließenden Übungen des Hauptteils der Behandlung ›One-to-one‹.

Widergespiegelte Harmonien

In unserem tagtäglichen Leben sind wir geneigt zu denken, daß die Wissenschaft großartige Erkenntnisse gewonnen hat. Dabei vergessen wir, daß die grundlegenden Kräfte in unserem Leben bisher noch unerklärliche Geheimnisse sind. Z. B. kennen wir weder die wissenschaftlichen Grundlagen des Magnetismus, der Schwerkraft oder selbst der Elektrizität, noch wissen wir sie in effektiver Weise zu nutzen. Die Lebenskraft aber ist ebensosehr ein Geheimnis wie der Magnetismus, die Schwerkraft oder Elektrizität. In der gleichen Weise, wie wir gelernt haben, diese Kräfte zu verwenden, können wir auch die Lebenskraft gebrauchen, unser am leichtesten verfügbares natürliches Potential.

Jede Zelle des Körpers ist Ausdruck des gesamten Leibes und enthält die genetische Information, die für den ganzen Körper vonnöten ist. In ähnlicher Weise verbindet eine komplizierte Wirkungsweise der harmonischen Widerspiegelung bestimmte Bereiche der Anatomie.*

Der Körper scheint ein unsichtbares Kommunikationsnetz zu besitzen. Dies nannte Randolph Stone die ›Drahtlose Anatomie‹. Wie im Falle des Magnetismus muß man nicht verstehen, warum das so ist. Laßt uns lediglich heraus-

---

* Die Widerspiegelung (der Reflex) — bezieht sich auf eine unwillkürliche Antwort auf ein Reizmittel; reflektieren heißt, ein Bild zurückzuwerfen, es widerspiegeln.

finden, wie es auf spezifische Übungen anzuwenden ist. Unsere Körper können horizontal in elektrisch positiv (+), neutral (0) und negativ (−) aufgeladene Zonen eingeteilt werden.

Positiv geladene Zonen reflektieren harmonisch die Zustände anderer positiv geladener Zonen. Dasselbe gilt für negativ und neutral aufgeladene Bereiche. Die Anwendung von Druckstimulation oder die Lenkung der Lebenskraft in eine positive, negative oder neutrale Zone wird vermittelt und spiegelt sich harmonisch in anderen ähnlich aufgeladenen Zonen wider.

Horizontale Polaritätszonen

Jede Stelle des Körpers läßt sich horizontal in positive, neutrale und negativ geladene Zonen unterteilen. Der Bereich von den Schultern bis zum Kopfende läßt sich demnach in positiv, neutral und negativ aufgeladene Zonen zerlegen. Der Bereich vom Becken bis zu den Schultern und von den Füßen bis zu den Hüften läßt sich auf dieselbe Weise in derartige Bereiche klassifizieren. Ebenso sind die Handflächen und Fußsohlen in dieselben drei Zonen unterteilt. Positiv geladene Zonen reflektieren harmonisch andere positiv geladene Zonen. Dasselbe gilt auch für negativ und neutral geladene Bereiche.

Die Mittelpunktlinie

Ebenso läßt sich der Körper auch vertikal unterteilen. Wir können eine gerade Linie von der Nase bis zum Unterleib ziehen und sie die Mittelpunktlinie des Körpers nennen. Wenn du mit geschlossenen Füßen stehst, wird dir auffallen, daß deine großen Zehen genau an der Mittelpunktlinie deines Körpers sind, während die kleinen Zehen am äußeren Körper liegen. Die großen Zehen reflektieren die Bereiche nahe der Mittelpunktlinie des Körpers, wohingegen die kleineren Zehen Bereiche, die der Mittelpunktlinie ferner sind, widerspiegeln.

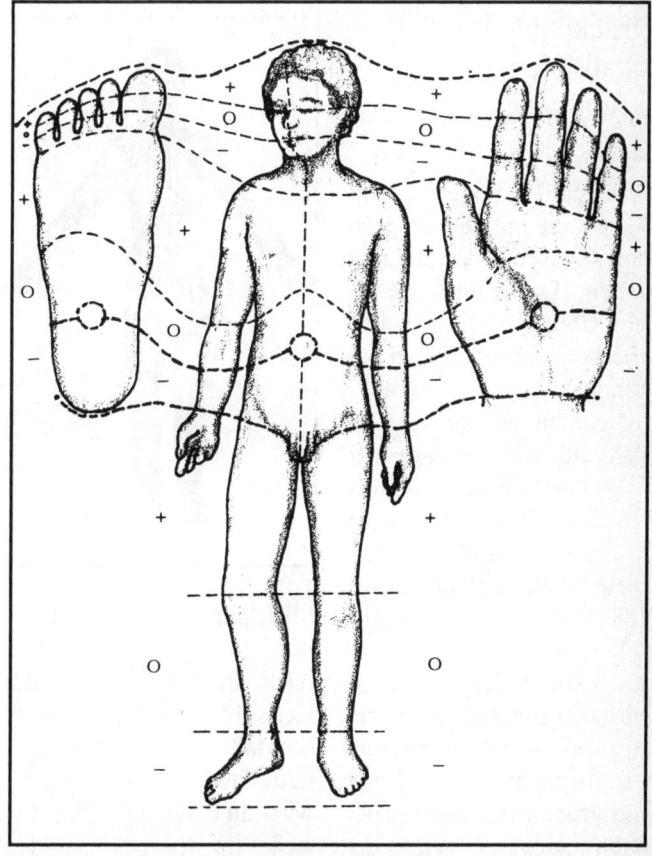

Druckpunkte lokalisieren — Grundsätze

Prinzip 1:
Druckpunkte findet man an Stellen, die mit ähnlich geladenen Zonen in Verbindung stehen. Du kannst spezifische Übungen bei vertikalen und horizontalen Zonen anwenden.

Nehmen wir an, daß du während der Massage der Füße deines Freundes einen Schmerzpunkt an der Stelle X eines der Füße findest. Diese Stelle liegt im letzten Teil der Bahn aufwärts, nahe der Mittelpunktlinie des Körpers. Dann schauen wir hoch zum Brustkorb, der auch positiv geladen ist, und wir bemerken eine Stelle wiederum im letzten Teil der Bahn aufwärts, nahe der

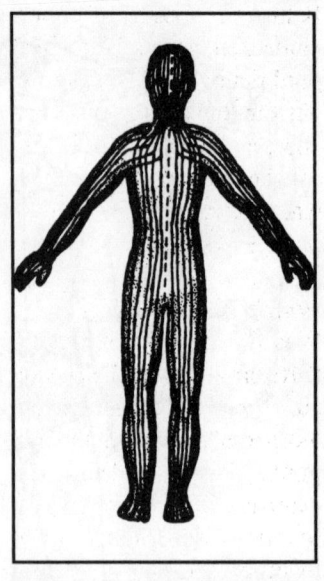

Mittelpunktlinie des Körpers. Wenn du diesen Bereich untersuchst, wirst du vielleicht an dem Brustkorb ebenfalls eine sehr schmerzhafte Stelle finden. Am Bein wirst du dann eine Schmerzstelle im letzten Teil der

Bahn zur positiven Zone entdecken, gegen die Mittelpunktlinie hin; das gleiche gilt für Punkte auf der Stirn wie an der Hand. Alle mit ›X‹ benannten Stellen sind wahrscheinlich Schmerzpunkte.

Prinzip 2:
Was für die linke Seite gilt, trifft oft auch für die rechte zu. Wenn du an der linken Körperhälfte einen Schmerzpunkt findest, so wirst du wahrscheinlich eine andere schmerzhafte Stelle auch rechts entdecken.

Alle Punkte, die mit ›O‹ bezeichnet sind, korrespondieren mit Stellen, die auf der linken Körperhälfte schmerzhaft sind und die jene Schmerzpunkte reflektieren, die an der rechten Seite entdeckt wurden.

Prinzip 3:
Was für die Vorderseite des Körpers stimmt, trifft auch auf die Rückseite zu.

Wenn du auf der Vorderseite einen Schmerzpunkt findest, wirst du wahrscheinlich einen anderen Schmerzpunkt auf der Rückseite entdecken.

Prinzip 4:
Schmerzpunkte werden häufig um die Hauptgelenke des Körpers herum gefunden.

Die Hauptgelenke sind Fußknöchel, Knie, Hüften, Handgelenke, Schultern, Ellbogen und Nacken. Hauptgelenke sind wie Kreuzungen für die Lebenskraft und haben häufig Stauungen.

Gewöhnlich findet man empfindliche Stellen neben diesen Hauptgelenken.

›X‹ bezeichnet die Schmerzpunkte,
die mit Stellen in gleichgeladenen Zonen korrespondieren.

›Ø‹ markiert die Druckpunkte,
die auf die linke Körperhälfte widergespiegelt werden.

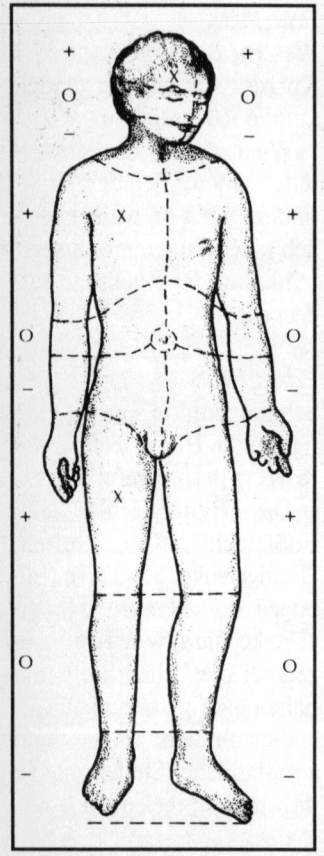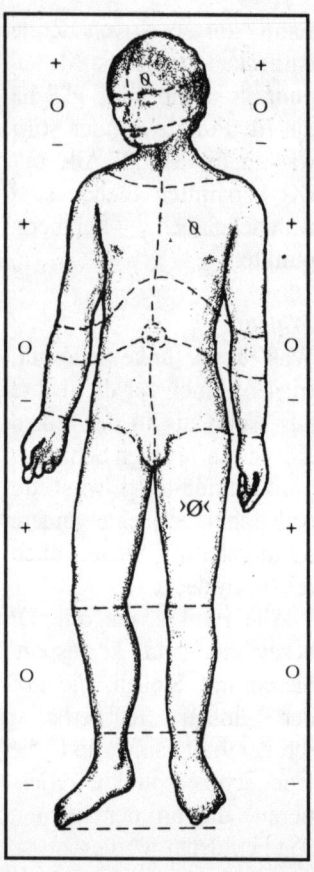

Links:
Die Hauptgelenke des Körpers

Rechts:
Reflexpunkte an der Rückseite

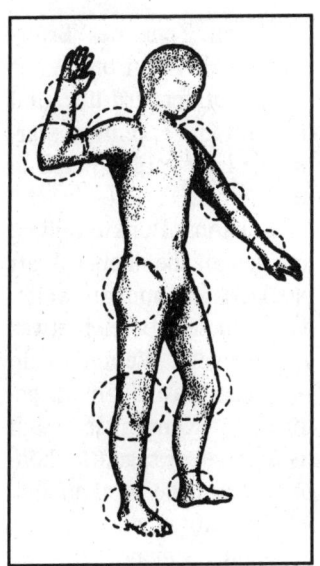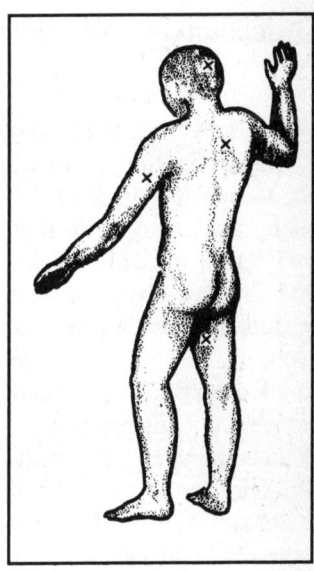

Druckpunkte erkennen

Druckpunkte treten oft in Verbindung mit Unausgeglichenheiten im Gewebe, der Muskulatur, in den Knochen, den Organen, im Blut und der Lymphe auf. Wenn du dir das physiologische Schaubild der Organe ansiehst, kannst du ihre Lage im Körper erkennen und sie dann mit entsprechenden Schmerzpunkten in Verbindung bringen.

Schau' z. B. auf dieses Schaubild und sieh, wo sich die Leber widerspiegelt. – Du wirst erkennen, daß sie auf der rechten Körperhälfte genau hinter dem unteren Teil des Brustkorbs liegt. Betrachte sie in Beziehung zu der Mittelpunktlinie des Körpers. Bemerke, daß sie am unteren Ende der positiv geladenen Zone des Brustkorbs liegt. Dann blicke auf die Schautafel der Füße, und du wirst klar erkennen, warum die Leber auf diesen Teil der Füße reflektiert.

Du kannst Punkte finden, an denen die Lebenskraft blockiert ist, und du weißt, daß in diesem Bereich etwas vor sich geht. Wenn du kein Arzt bist, hast du nicht genügend Kenntnisse, um mehr darüber sagen zu können. Vermeide in allen Fällen, Diagnosen zu stellen.

Wenn jemand in geschwächter Verfassung ist, kann er Suggestionen gegenüber sehr empfänglich sein. Es ist gewagt, jemandem zu sagen, was ihm deiner Meinung nach fehlt. Er könnte dir Glauben schenken, und manche Leute warten nur auf eine Gelegenheit, ein

Links oben:
Reflexpunkte an der äußeren Ferse

Links unten:
Reflexpunkte an der inneren Ferse

Rechts:
Physiologisches Schaubild

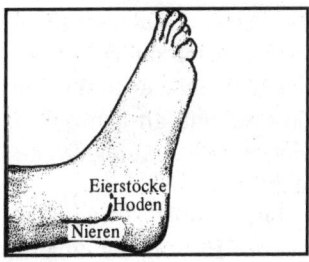

Eierstöcke
Hoden
Nieren

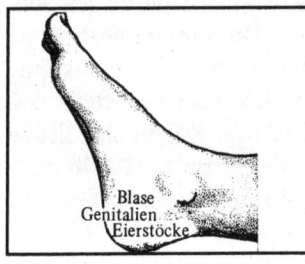

Blase
Genitalien
Eierstöcke

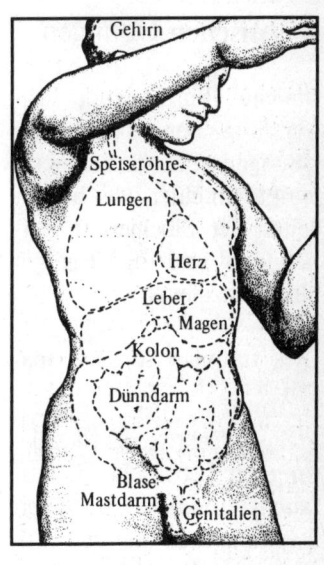

Gehirn

Speiseröhre

Lungen

Herz

Leber

Magen

Kolon

Dünndarm

Blase
Mastdarm

Genitalien

Symptom zu entwickeln, und bauen es aus zu einer vollwertigen Krankheit. Die Vorstellung, krank zu sein, kann jemandem Sorgen machen, und der Glaube an ein Leiden kann den Gesundungsprozeß erheblich verzögern.*

* Aufgrund der herrschenden Gesetze darfst du keine Diagnosen stellen, etwas verschreiben oder therapieren. Nach dem Gesetz müssen Kranke darüber informiert werden, daß sie einen niedergelassenen Arzt aufsuchen sollten.

Polarity-Behandlungen kannst du zum Zweck der Schulung, Erholung oder Forschung vornehmen, oder als Bestandteil deiner religiösen Praxis. Aus Gründen der Legalität gib nicht an, daß du behandelst, verordnest, therapierst oder heilst.

Grundsätze der spezifischen Übungen

Oberstes Prinzip bei der Anwendung der spezifischen Übungen ist es, die Schmerzpunkte an einer oder beiden Seiten der Blockierung aufzufinden und die Energie hindurchzuleiten.

Dies tut man folgendermaßen:

1. Stelle fest, wo die Blockierung der Lebensenergie auftaucht. Finde zuerst einen Schmerzpunkt an den Füßen, und schau dann auf das Schaubild der Polaritätszonen, um festzustellen, welches Organ oder welchen größeren Bereich des Körpers er reflektiert.

2. Lenke die Energie entlang der vertikalen oder diagonalen Kraftlinien.

Wenn du dir den Körper wie einen Magneten vorstellst, wirst du entdecken, daß am Scheitelpunkt eine positive und an den Sohlen eine negative Aufladung besteht.

Der größte Unterschied bei der Ladung der Pole ist der vom Scheitel zu den Sohlen. Du kannst die Energie entlang der Mittelpunktlinie vertikal oder überkreuz diagonal im Körper mit Erfolg polarisieren. Horizontale Kraftlinien sind nicht so wirksam.

Warnung: Drücke nicht auf Punkte, die verletzt oder infiziert sind. Das heißt, falls jemand ein gebrochenes Handgelenk oder eine Infektion hat, drücke nicht auf die verletzte oder infizierte Stelle. Du kannst jedoch dreierlei tun.

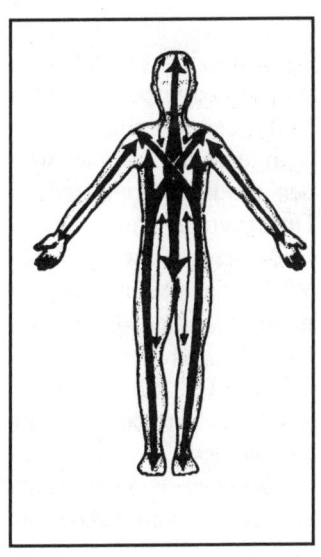
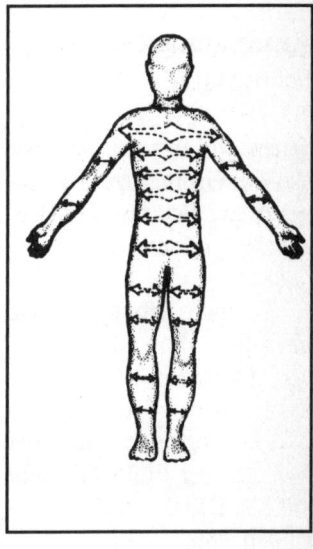

Erstens kannst du dem Patienten die grundlegende Polarity-Behandlung geben.

Zweitens kannst du Energie durch empfindliche Stellen lenken, ohne sie zu berühren.

Drittens, falls ein Handgelenk gebrochen ist, kannst du das andere, nichtverletzte Handgelenk tief massieren, da sie einander reflektieren.

Drücke nicht tief in die inneren Organe, wie z. B. auf Dickdarm, Dünndarm, Blase usw. Wende Druckbehandlung nur an Muskulatur, Gewebe und Knochen an.

113

Anwendung der Grundsätze

Sehen wir uns an, wie wir alle die Grundsätze der spezifischen Bewegungen anwenden können.

1. Erkenne Schmerzpunkte mit ihren korrespondierenden Organen oder Stellen des Körpers.

Wir beginnen mit der Massage der Füße. Gib acht auf alle Druckpunkte an den Füßen. Stelle fest, wo sie sind und welche anderen Gebiete sie reflektieren. Z. B. nehmen wir an, daß wir einen Schmerzpunkt am unteren Teil der neutralen Zone einer Fußsohle finden. Das Schaubild zeigt, daß dieser Punkt das Gebiet des querliegenden Kolon (Grimmdarms) widerspiegelt.

2. Identifiziere und lokalisiere die korrespondierenden Reflex-Schmerzpunkte.

In unserem Beispiel werden die korrespondierenden Druckpunkte am andern Fuß liegen und an den Waden im oberen Teil der neutralen Zone. Gleichfalls kann ein Schmerzpunkt im oberen Teil der neutralen Zone des Unterarms gefunden werden.

Suche nach Druckpunkten an den Wangenknochen und am Rücken. Alle diese Bereiche haben wahrscheinlich Schmerzpunkte.

3. Polarisiere Schmerzpunkte, um die Lebenskraft freizusetzen.

Es gibt viele Möglichkeiten, die Energie zwischen den verschiedenen Druckpunkten zu leiten.

Schmerzpunkte,
die das querliegende Kolon (den Grimmdarm) widerspiegeln.

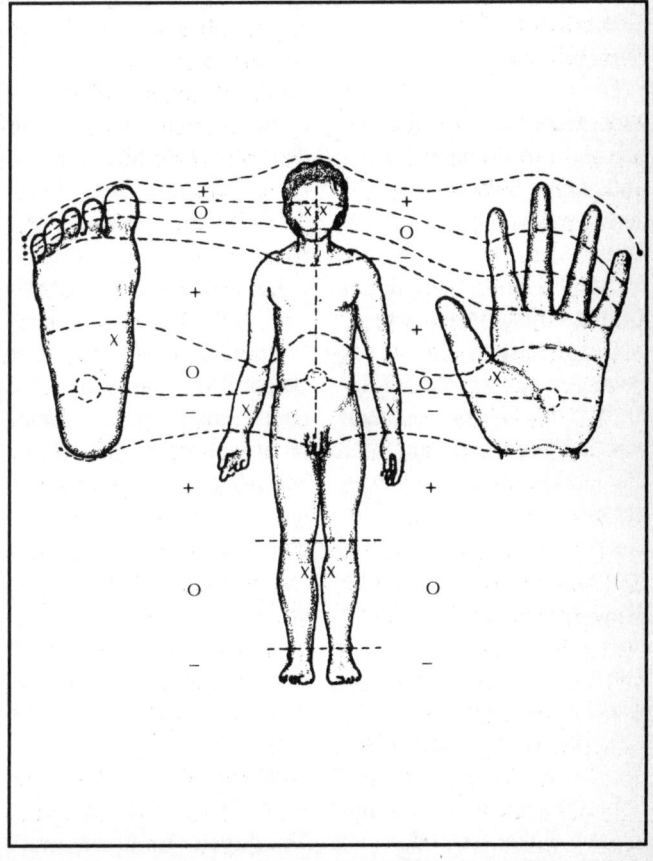

Dies sind einige der möglichen Variationen:

Die rechte Hand hält den widergespiegelten Schmerzpunkt am linken Fuß, und deine linke Hand hält den reflexiven Schmerzpunkt des Darms an der rechten Hand. Bei dieser Übung entsteht ein kreuzweiser Kreislauf durch das Bein, den ganzen Rumpf, inklusive der Därme, bis hoch zur Schulter und hinunter zur Hand. Als nächstes wiederhole dies an der anderen Körperhälfte, um beide Seiten auszugleichen. Arbeite gleichmäßig an der linken und rechten Seite, um die Lebenskraft ins Gleichgewicht zu bringen.

Deine rechte Hand hält den Schmerzpunkt an der Sohle des linken Fußes und deine linke Hand den Schmerzpunkt am rechten Unterarm deines Freundes. Dies ist dasselbe wie bei der letzten Übung, und es ist aus denselben Gründen wichtig. Diese Übung öffnet ein anderes wichtiges Reflexzentrum.

Eine andere Variation wäre, daß der Patient mit gebeugten Knien auf dem Bauch liegt, so daß die Füße nach oben ragen. Deine rechte Hand stimuliert die Schmerzpunkte am rechten und linken Fuß, während deine linke Hand an den reflexiven Schmerzpunkten entlang der Unterseite des Wangenknochens arbeitet. Dies ist Arbeit an den langen Kraftströmen des Körpers. Man nennt sie ›lange Kraftströme‹, da sie große Entfernungen umspannen. Die Arbeit an kurzen Kraft-

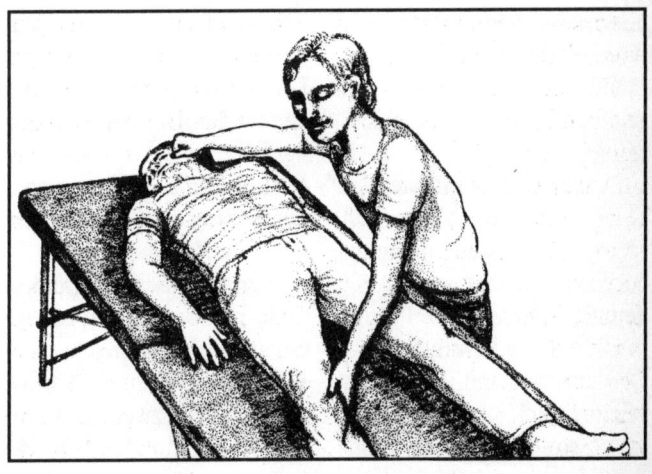

linien ist nützlich in einem kleinen Bereich, während Übungen an den langen Kraftströmen einen allgemeineren Nutzen für den ganzen Körper haben. Wenn du spezifische Übungen anwendest, ist es gut, sowohl an den langen, als auch an den kurzen Kraftlinien zu arbeiten.

Dein Freund liegt auf dem Rücken. Halte deine linke Hand über die Därme (keinen Druck gebrauchen); lokalisiere und stimuliere mit deiner rechten Hand Schmerzpunkte an den Waden. Drücke so stark auf die Waden, wie dein Freund es ertragen kann. (Anmerkung: deine linke Hand liegt über dem Mittelpunkt des Körpers, so daß deine rechte Hand frei ist, um die linke und rechte Seite zu polarisieren.)

Deine linke Hand wendet keinen Druck an, also vergiß nicht, deine Hände aneinanderzureiben, bevor du mit dem Energiefeld der Person in Berührung kommst.

Wenn du mit einer der Nicht-Druck-Techniken aufhörst, so schüttle deine Hände aus, um statische Energie zu entfernen. Stimuliere die Schmerzpunkte an der linken Seite des Wangenknochens mit deiner rechten Hand, während die linke die Schmerzpunkte am rechten Bein unterhalb des Knies hält. Wenn du damit aufhörst, vergiß nicht die andere Körperseite, um beide Hälften auszugleichen.

Bei jeder der obigen Variationen wird Energie durch wichtige reflexive Zonen zu den Därmen geleitet.

4. Leite die Energie zwischen Druckpunkten unterschiedlichen Ursprungs.

Wenn du Schmerzpunkte findest, die sich auf andere Organe oder Bereiche des Körpers beziehen, so kannst du an jeweils zwei nicht miteinander verbundenen Punkten gemeinsam arbeiten. Achte darauf, daß die Energieströme durch die Teile des Körpers fließen, die die meisten Blockierungen aufweisen.

Zum Beispiel kannst du den Darm-Reflexpunkt an den Waden mit dem Lungenreflexpunkt am Brustkorb polarisieren. Der Grundgedanke hierbei ist, an den

Schmerzpunkten zu arbeiten und die Energie durch die Stellen zu lenken, die die stärksten Blockierungen aufweisen.

Zusammenfassung

Jedesmal, wenn deine Hände die Lebenskraft durch Bereiche lenken, die Blockierungen aufweisen, ist die Übung von Nutzen.

Die grundlegenden Möglichkeiten, die Lebenskraft mit spezifischen Übungen zu lenken, sind:

1. Finde und arbeite mit Reflexpunkten über und unter dem Bereich, der Blockierungen aufweist.

2. Finde und arbeite mit einem Reflexpunkt oberhalb der Blockierung, während du die Energie mit deiner anderen Hand direkt in den blockierten Bereich lenkst, ohne dabei Druck anzuwenden.

3. Finde und arbeite mit einer Hand an einem Reflexpunkt über der blockierten Stelle, während die andere Hand die Energie direkt in die Blockierung leitet.

4. Arbeite an zwei Reflexpunkten gleichzeitig, die nicht direkt an der blockierten Bahn liegen.

5. Verbinde nicht miteinander in Beziehung stehende Reflexpunkte, die ober- und unterhalb der blockierten Stellen liegen.

Energiezentren

Es gibt bestimmte Körperzentren, die stark empfänglich für den Strom der Lebenskraft sind.

Mit diesen Zentren kann in Zusammenhang mit jedem beliebigen anderen Schmerz-Reflexpunkt gearbeitet werden.

Diese Zentren sind:

- Das Steißbein

- Der Nabel

- Das Ende des Okzipitalknochens

Das Steißbein

Das Steißbein (der unterste und kleinste Knochen der Wirbelsäule) ist eines der wichtigsten Polarity-Zentren. Sein Wert kann nicht genug betont werden. Aufgrund seiner Lage am äußersten Ende der Wirbelsäule hat das Steißbein die größte negative Polarität gegenüber anderen Punkten der Wirbelsäule. Du kannst den Mittelfinger deiner rechten Hand ans äußerste Ende des Steißbeins legen und deine linke Hand mit irgendeinem anderen Druckpunkt über dem Steißbein in Verbindung bringen.

Diese Übung ist wunderbar, wenn man Schwierigkeiten mit dem Rücken hat, sie erleichtert die Geburt, mildert Leiden, die durch Verkrampfung bedingt sind und ist eine großartige Ergänzung deiner gewohnten Übungen.

Arbeite an diesem Punkt nicht mit Menschen, die einen sehr hohen Blutdruck

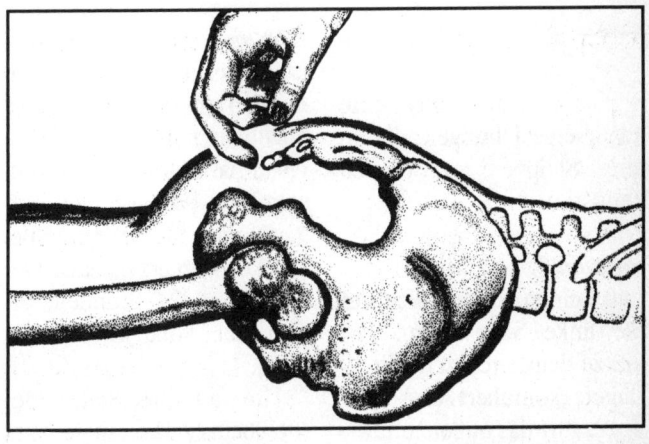

---

* Jeder deiner Finger hat eine bestimmte Ladung:
der kleine Finger ist positiv geladen,
der Ringfinger negativ,
der Mittelfinger positiv,
der Zeigefinger negativ,
der Daumen neutral.

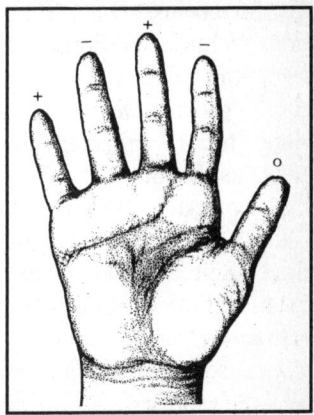

Du kannst das Maximum positiv geladenen Stroms durch eine negative Zone schicken, wie etwa das Steißbein, wobei du den Mittelfinger der rechten Hand gebrauchst. Nimm dann gleichfalls den Zeigefinger der linken Hand, wenn du an einer positiv geladenen Zone arbeitest, wie z. B. der Stirn. Lies Dr. Stones Bücher, um mehr über die Theorie zu erfahren.

121

haben oder zu Epilepsie neigen.

Hier sind nun einige gute allgemeine Übungen, die du am Steißbein anwenden kannst:

Position 1:
Laß deinen Freund sich auf die linke Seite legen. Die Spitze deines rechten Mittelfingers stimuliert und massiert sanft das äußerste Ende des Steißbeins. Du kannst eine leichte Vibrationsmassage mit deiner rechten Hand geben. Deine linke Hand bleibt am Ende des Nackens. Schaukle die Person sehr sanft mit deinen Handflächen. Du kannst lange Zeit schaukeln und dann aufhören und deine Hände an der Stelle liegenlassen, solange du die Lebenskraft spürst.

Kommentar: Diese Übung ist ausgezeichnet, um Spannungen in der Wirbelsäule abzubauen. Sie kann gut als fester Bestandteil einer vollständigen Behandlung aufgenommen werden. Bei Rückenschmerzen dauert es manchmal 24 Stunden, bis sich der volle Erfolg einstellt.

Um an die Spitze des Steißbeins zu kommen, ist es nötig, daß sich der Behandelte teilweise entkleidet. Den größten Nutzen zieht man aus der Steißbeinübung, wenn der Mittelfinger direkt an der Spitze des Steißbeins liegt.

Da das Steißbein in der Nähe des Afters liegt, sollte man sich vielleicht aus Gründen der Hygiene ein Stück Toilettenpapier um den Finger wickeln.

Dieser Punkt schmerzt gewöhnlich sehr, sei also anfangs behutsam.

Position 2:
Dein Freund liegt auf dem Bauch und der Mittelfinger deiner rechten Hand steht in Verbindung zur Spitze des Steißbeins. Die übrige rechte Hand sollte auf dem Gesäß liegen. Deine linke Hand kann Schmerz-Reflexpunkte am Rücken stimulieren. Schaukle mit der rechten Hand.

Kommentar: Häufig findet man Schmerz-Reflexpunkte ca. 2 cm von beiden Seiten der Wirbelsäule entfernt. Drücke auf diese Punkte mit Daumen und Zeigefinger deiner linken Hand.

Schaukle auf sanfte und rhythmische Art, wie bei 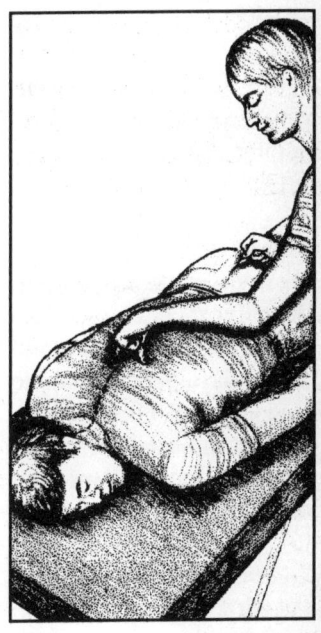 anderen Schaukelübungen. Wenn du mit dem Wiegen aufhörst, laß deine Hände, solange du den Austausch der Lebenskraft in ihnen spürst, an ihrem Platz.

123

Diese Übung dient der Auflösung von Verspannungen des Rückens und gleichzeitig zwischen den in Verbindung stehenden reflexiven Organen.

Position 3:
Lege wieder deinen rechten Mittelfinger ans Ende des Steißbeins, deine linke Hand kann die Schmerzpunkte rund um den Okzipitalknochen stimulieren. Mit der rechten Hand kannst du schaukeln, wenn du magst.

Kommentar: Hier verbinden wir zwei Energiezentren miteinander, was einen sehr starken Effekt hat. Diese Übung ist gut, um die Lebenskraft zwischen dem Rückgrat und allen reflektierenden Organen auszugleichen. Jedesmal, wenn deine

Hände, so wie hier, Energie durch die Wirbelsäule schikken, vermindert es Rückenschmerzen. Wenn du bei dieser Übung schaukelst, tu das nur mit der rechten Handfläche.

Position 4:
Stell dich an die linke Seite deines Freundes, der auf dem Bauch liegt und den Kopf nach links gewendet hat. Berühre mit dem Mittelfinger deiner rechten Hand das Ende des Steißbeins, und laß deinen linken Zeigefinger einen Energiekontakt 1½ cm über dem Augenbrauenzentrum herstellen.

Kommentar: Halte deinen Zeigefinger ca. 1½ cm über der Haut, und berühre mit deinem Daumen das Ende des Zeigefingers und alle an-

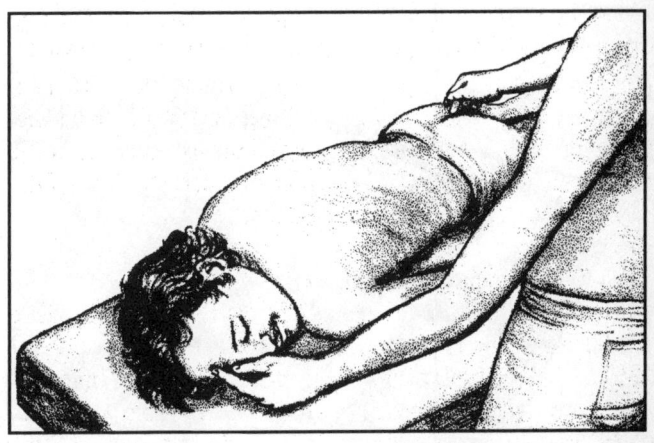

deren Finger, die locker zusammenliegen, als ob du eine Faust machen wolltest. Diese Haltung verstärkt die Kraft, die durch die linke Hand fließt.

Das Nabelzentrum

Das Nabelzentrum hat ebenso einen besonderen Wert. Du kannst es mit zahllosen Schmerzpunkten oder anderen Schlüsselzentren des Körpers in Verbindung bringen und polarisieren. Erinnere dich daran, daß es ausreicht, um in irgendeinem einzelnen Organ oder einem Bereich des Körpers einen Effekt zu erzielen, die Energie durch diesen Teil des Körpers zu lenken. Der

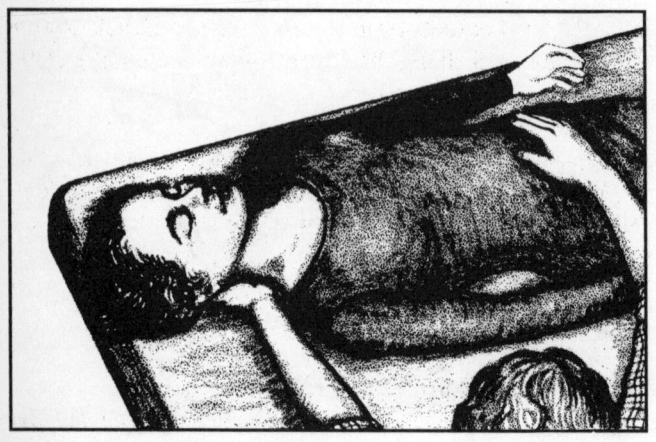

Nabel ist der Mittelpunkt des Rumpfes und hoch empfänglich für den Strom der Lebenskraft.

Hier nun einige Beispiele für allgemeine Übungen mit dem Nabelzentrum:

Position 1:
Der Patient liegt auf dem Rücken mit aneinandergelegten Füßen und gebeugten Knien. Deine rechte Hand hält die großen Zehen beider Füße, während die linke Hand am Nabelzentrum verweilt.

Kommentar: Bei dieser Übung wird ein starker Energiestrom durch das Körperzentrum geschickt. Dies ist eine wertvolle Hilfe bei allen möglichen Störungen

126

im unteren Beckenbereich. Behalte diese Stellung bei, solange du einen starken Energieaustausch in deinen Händen spürst.

Position 2:
Drücke mit deiner rechten Hand die innere oder äußere Ferse des linken und rechten Fußes. Deine linke Hand bleibt am Nabelzentrum.

Kommentar: Dies ist auch eine weitere ausgezeichnete Übung bei Störungen im unteren Beckenbereich. Stell dich so, daß deine Hände in einer bequemen Haltung sind.

Position 3:
Reibe deine Hände aneinander,und lege deine rechte Hand ans Nabelzentrum, so daß dein Daumen am Nabel

bleibt (keinen Druck anwenden). Lege deine linke Hand unter den Nacken.

Kommentar: Dies ist eine sehr angenehme und entspannende Übung, die auf alle Organe, die zwischen deinen Händen liegen, sehr vorteilhaft wirkt.

Position 4:
Laß deinen Freund auf der linken Seite liegen. Du stehst hinter ihm und legst deinen Mittelfinger der rechten Hand aufs Steißbein und deine linke Hand leicht über das Nabelzentrum. Wende keinen Druck an.

Kommentar: Diese Übung ist besonders gut für den Beckenbereich, durch den die Lebenskraft gelenkt wird. Diese Position kann für schwangere oder gebärende Frauen außerordentlich nützlich sein, ebenso aber auch für Leute, die beispielsweise Probleme mit der Harnblase oder andere Störungen im Beckenbereich haben.

Die Basis des Okzipitalknochens (Hinterkopfknochens)

Die Basis des Okzipitalknochens hat am oberen Ende der Wirbelsäule eine starke positive Ladung. Du kannst diesen Verbindungspunkt nutzen, um die Wirbelsäule und Organe im Körper zu entspannen. Verbinde das Ende des Okzipitalknochens oder auch den Nacken mit anderen Schmerzpunkten, die du entdeckst.

Position 1:
Dein Freund liegt auf dem Rücken. Du reibst deine Hände aneinander und legst die linke Hand über das Ende des Okzipitalknochens am Nacken. Mit deiner rechten Hand machst du eine Bauchschaukel.

Kommentar: Diese Bewegung ist von großem Nutzen für das Verdauungs- und Atmungssystem, sowie auch für das Herz und den oberen Rücken. All die Organe, die zwischen deinen Händen liegen, haben Vorteil von Polarity.

Position 2:
Dein Freund liegt auf dem Bauch. Deine linke Hand bleibt über dem Ende des Okzipitalknochens. Stimuliere mit deiner rechten

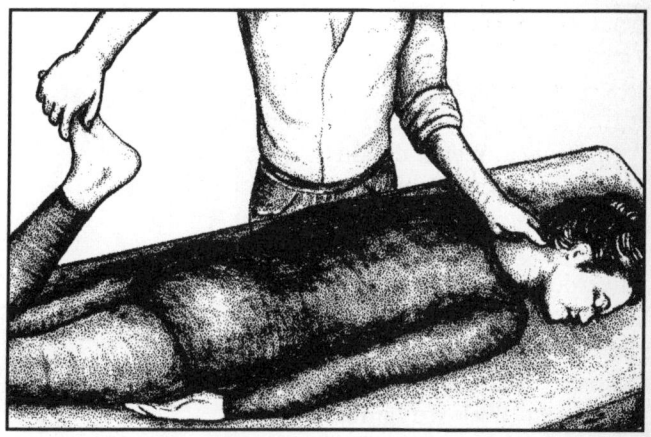

Hand alle Schmerzpunkte, die du an den Füßen, Waden, Beinen, am Rücken oder rund um die Hauptgelenke des Körpers findest.

Kommentar: Es gibt mehrere Möglichkeiten, um die Energie polarisierend zu lenken. Jeder Schmerzpunkt, der polarisiert ist, entläßt mehr blockierte Energie in den Organismus. Diese polarisierte Energie geht dahin, wo sie gebraucht wird, und tut dort, was nötig ist. Du mußt nur die Lebenskraft freisetzen.

Position 3:
Dein Freund liegt auf dem Bauch. Du legst deine linke Hand über den Okzipitalknochen und suchst mit dei-

ner rechten Hand auf dem Gesäß nach Schmerzpunkten.

Kommentar: Wenn du an eine Seite der Genitalien fühlst, wirst du einen knochigen Grat entdecken, das Ende des Schambeins. Häufig findet man hier entlang dieses Grats verschiedene Schmerzpunkte. Wundere dich nicht über die große Sehne, die sich genau oberhalb des Schambeins befindet. Es ist hier sicher angenehmer zu arbeiten, wenn dein Freund sich auf den Rücken legt. Diese Übung ist sehr kraftvoll, da du mit dem Kraftstrom zwischen einer starken positiven und einer starken negativen Zone des Körpers arbeitest.

Übersicht über die spezifischen Übungen

1. Lokalisiere die Schmerzpunkte.

2. Verfolge zurück, welche Stellen sie widerspiegeln.

3. Arbeite mit den primären Schmerzpunkten.

4. Polarisiere sie mit vertikalen oder diagonalen Kraftströmen.

5. Sende Energie durch diese Organe und Bereiche des Körpers, die die meisten Blockierungen reflektieren.

6. Arbeite mit den Energiezentren, und verbinde sie mit den spezifischen Schmerzpunkten.

7. Beende die Behandlung mit den abschließenden Übungen der grundlegenden Behandlung ›One-to-one‹. Sei schöpferisch und mache Gebrauch von deiner Intuition.

8. Gib deinem Freund nach einer anstrengenden Behandlung Kräutertee, Saft oder Wasser.

Erinnere dich, daß eine Serie von Behandlungen weit wertvoller ist als eine gelegentliche Massage. Die Lebenskraft fließt natürlicherweise in klaren Bahnen. Alles, was du zu tun hast, ist, die Energie durch solche Bereiche zu schicken, wo sich die meisten Blockierungen zeigen, und die Lebenskraft tut alles übrige.

Liebe ist der beste Heiler

Jahrhundertelang wurde gesagt,
Liebe sei der beste Heiler.
Liebe ist der Antrieb der Lebenskraft.
Wird Liebe blockiert,
so wird die Lebenskraft auch blockiert,
und der Körper wird das widerspiegeln.
Wir müssen nicht versuchen zu lieben
oder Liebe schaffen,
denn Liebe ist unsere wahre
Natur und Essenz.

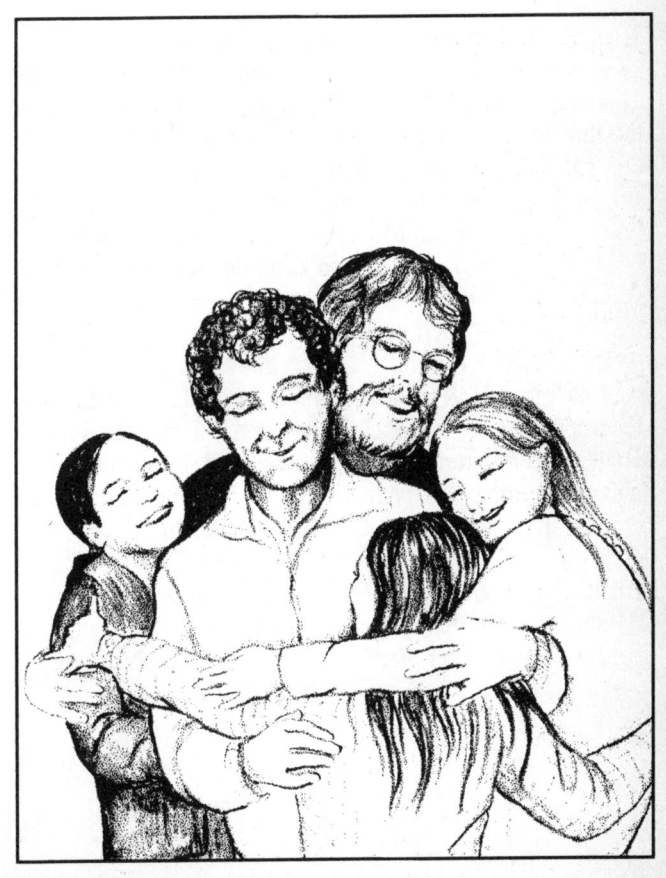

Der Polarity-Kreislauf stellt eine Neuschöpfung innerhalb des Polarity-Systems dar. Er bringt den Vorteil, nur Verfahren anzuwenden, die keinen Druck auf den Körper ausüben und ihn nicht wirklich berühren. Dadurch wird die Behandlung gänzlich schmerzlos. Kinder lieben den Polarity-Kreislauf, und er ist so einfach zu erlernen, daß 6jährige Kinder ihn perfekt in wenigen Minuten bilden können. Was die entspannende Wirkung angeht, so kann der Kreislauf genauso arbeiten wie eine Polarity-Behandlung ›One-to-one‹, oder sogar manchmal noch besser.

Der Polarity-Kreislauf setzt sich aus sechs Leuten zusammen, die einen Kreis bilden, um ihre liebende Kraft zu einer siebenten Person zu lenken. Derjenige, der die Behandlung erhält, ist der Mittelpunkt des Kreises und soll nichts tun als sich entspannen, ein paarmal tief durchatmen und bereit sein, ein gesteigertes Wohlbefinden zu erleben.

Um es für jeden bequem zu machen, wäre es gut, einen Massagetisch für den Polarity-Kreislauf zu verwenden; man kann die Übung aber auch auf dem Boden durchführen.

Teil IV

Der Polarity- Kreislauf

Die Sanskrit-Silbe ›OM‹

Die mystische Sanskrit-Silbe ›OM‹ wird in Indien seit Tausenden von Jahren gebraucht. Ich finde, daß dieser Klang eine wohltuend harmonisierende, vibrierende und entspannende Wirkung hat. Es hilft, wenn jeder während des Polarity-Kreislaufs die Silbe ›OM‹ singt.

Wird sie gesungen, so zieht man das ›O‹ lang, und das ›M‹ wird wenig betont, so wie hier:
›OOOOOOOOOOOMMM‹.
Die Wirkung scheint sich zu verstärken, wenn alle untereinander harmonisieren. Derjenige, der Polarity empfängt, braucht nur zu lauschen.

Der vollständige Polarity-Kreislauf.

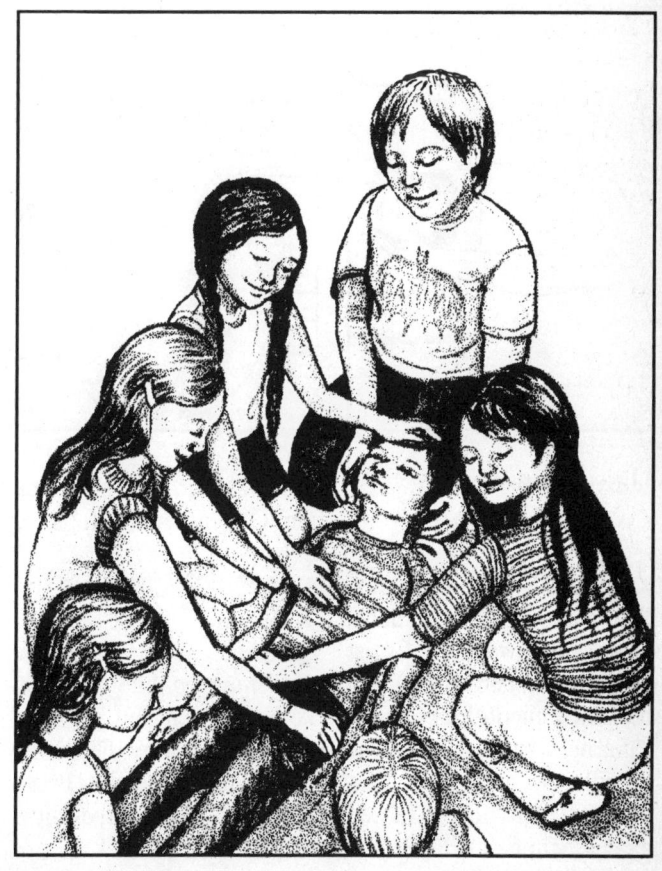

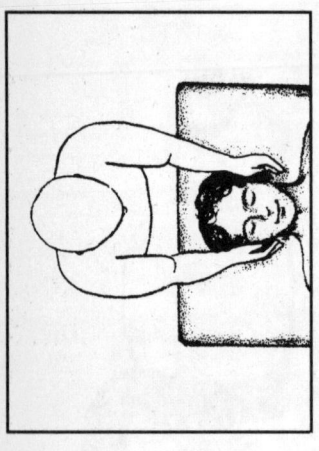
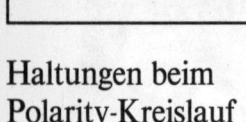
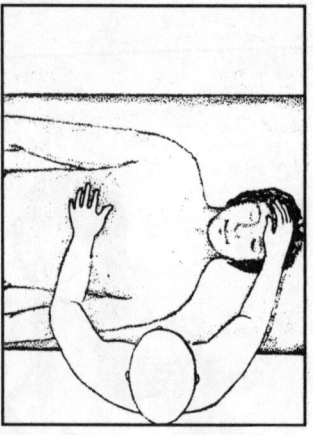

Haltungen beim Polarity-Kreislauf

1. Person

Wiege den Kopf, ohne dabei Druck anzuwenden. Es ist am besten, den Freund in der Mitte nicht direkt zu berühren, während du deine Hände entspannt hältst. Zeige- und Mittelfinger fahren an den Seiten des Halses hinab, während der Daumen am Ohr liegenbleibt. (s. S. 52)

2. Person

Stell dich auf die rechte Seite des Freundes. Laß deine linke Hand leicht auf der Stirn liegen, und lege die rechte Hand ans Ende des Brustkorbs in der Körpermitte, wende keinen Druck an.

Position 3 und 4 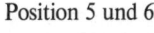   Position 5 und 6

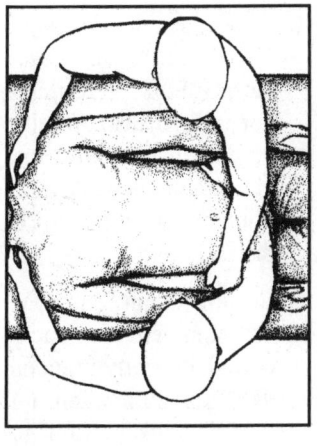   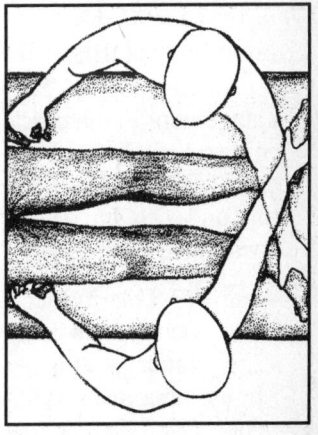

3. Person
Stell dich an die rechte Seite,
die rechte Hand am linken
Hüftknochen und die linke
auf der Schulter. (s. S. 85)

4. Person
Stell dich auf die linke Seite,
die linke Hand auf dem
rechten Hüftknochen und
die rechte auf der linken
Schulter. (s. S. 84)

5. Person
Stell dich auf die rechte Seite, die rechte Hand am linken Fuß und die linke an der
rechten Hand. (s. S. 82)

6. Person
Stell dich auf die linke Seite.
Deine linke Hand hält den
rechten Fuß und deine rechte Hand seine linke Hand.
(s. S. 82)

139

Das Verfahren des Polarity-Kreislaufs

1. Laßt euren Freund sich entspannen. Er soll 12 lange, tiefe Atemzüge tun und sich mit jedem etwas mehr entspannen.

2. Wenn ihr Polarity gebt, ist es wichtig, daß jeder seine Hände kräftig ½ Minute lang aneinanderreibt. Dann haltet die Hände in einigen Zentimetern Entfernung an die eures Nachbarn, so daß sich die Handflächen einander zuwenden.

   Wenn die Energie stark spürbar wird, geht weiter.

3. Legt die Hände an die angegebenen Stellen, und berührt nur denjenigen, der Polarity bekommt.

4. Diejenigen, die Position 3 und 4 ausführen, wiegen die Hüften rhythmisch vor und zurück. Arbeitet zusammen, um sanft und gleichmäßig schaukeln zu können. Schaukelt nicht die Schultern.

5. Beginnt damit, das ›OM‹ zu summen. Versucht, eure Liebe auszusenden. Tut das zusammen mit dem Schaukeln fünf bis fünfzehn Minuten lang. Oft ist es besser, eine längere Behandlung zu geben; richtet euch dabei nach eurem eigenen Gefühl.

6. Beendet das Summen des ›OM‹ und das Schaukeln, und laßt eure Hände an ihrem Platz. Laßt weiter eure Liebe ausströmen. An diesem Punkt ange-

Der vollständige Polarity-Kreislauf.

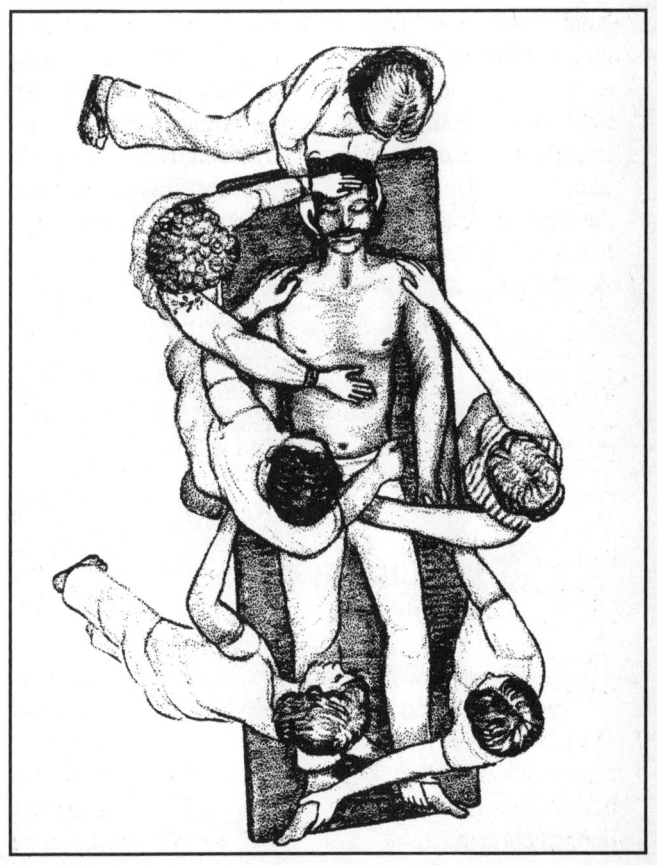

langt, flutet die Energie durch den, der die Polarity erhält, und die, die sie geben, können die Kraft durch ihre Hände strömen fühlen. Solange die Energie sehr stark erlebt wird, sollte jeder seine Hände auf ihrem Platz lassen. Wenn ihr die Lebenskraft nicht länger fühlt, so hat sie ihre Aufgabe erfüllt.

7. Dann nehmt eure Hände von der Person weg, und haltet sie in einem Abstand von 2,5 bis 15 cm über ihrem früheren Platz. Geht mit euren Hände dahin, wo die Energie am stärksten zu spüren ist, und haltet sie dort in ihrer Stellung, bis die Kraft dort beinahe verschwunden ist.

8. Nehmt eure Hände ganz fort, und laßt euren Freund ausruhen, solange er mag. Schüttelt eure Hände aus, als würdet ihr Wasser abschütteln, und wascht sie dann in kaltem Wasser ab. Das erdet und entfernt statische Energie. Solche statische Energie kann als Schwere oder ein Gefühl von Geschwollensein empfunden werden.

9. Bietet eurem Freund, der die Polarity bekam, ein großes Glas Wasser, Saft oder Kräutertee an.

Teil V

Natürliches Heilen mit Lebenskraft

Die Zelle

Alles Leben baut sich auf der Zelle auf. »Jede Zelle im Blut-
kreislauf, jedes Teilchen ist ein ganzes Universum für sich«,
schrieb Edgar Cayce in seinem Werk ›Diät und Gesundheit‹. Der menschliche Körper vereint über 100 Billionen
Zellen. Jede Zelle hat ungefähr 100 000 unterschiedliche
Gene. Diese Gene bestehen aus langen, spiralförmigen
DNS*-Ketten, die den genetischen Plan des ganzen Körpers
enthalten. Das bedeutet, daß jede mikroskopische Zelle den
genetischen Entwurf des gesamten menschlichen Körpers in
sich trägt, der sich aus 100 000 000 000 000 lebenden, sich
reproduzierenden und selbstheilenden Zellen zusammen-
setzt. Diese DNS-Moleküle sind so unglaublich eng und fest
eingerollt, daß sie, wären sie nicht so gewunden, miteinander verbunden und entfaltet,eine Strecke von 74 Billionen
320 Millionen Meilen füllen würden —, eine Strecke, die die
400fache Entfernung von der Erde zur Sonne und wieder
zurück ausmacht. Doch können all diese DNS-Moleküle in
einem Raum von einer Größe eines Eiswürfels unterge-
bracht werden. In jedem Augenblick gibt es Tausende von
Änderungen auf der Molekularebene jeder Zelle. Viele dieser Geschehnisse finden innerhalb einer tausendstel Sekun-
de statt. Der Versuch, die Komplexität und exakte Genauig-

* DNS = Desoxyribonukleinsäure

keit einer einzelnen Zelle zu verstehen, weist den Intellekt in seine Schranken.

Ich schlage vor, du machst hier eine Pause und denkst etwas darüber nach.

Moderne Medizin und ganzheitliches Gesundheitsbewußtsein

Die moderne Medizin ist die Wissenschaft und Kunst der Diagnose und Behandlung von Krankheiten. Über 50 000 Erkrankungen sind registriert worden. Um alles über Krankheiten zu erfahren, solltest du die Abweichungen vom gesunden Zustand studieren.

Ganzheitliche Gesundheitsvorsorge basiert auf dem Studium der Gesundheit und Ganzheit. Die holistische Sichtweise meint, daß, wenn alle Teilchen der Person — Körper, Intellekt, Gefühle und Geist — im Gleichgewicht sind, die Person ganz gesund ist. Um alles über Gesundheit zu erfahren, solltest du gesunde Menschen untersuchen. Die Aufmerksamkeit der ganzheitlichen Heiler richtet sich auf Präventivmedizin, natürliche Heilweisen und die persönliche Verantwortung jedes einzelnen für seine eigene Gesundheit.

Wenn jemand erkältet ist, wird gewöhnlich gefragt: »Wie beseitigst du die unangenehmen Symptome?« Symptome aber signalisieren einen Verlust des Ausgleichs und drücken den Versuch des Körpers aus, sich selbst wieder in Ordnung zu bringen. Das Unterdrücken von Symptomen kann zu einer oberflächlichen und gefährlichen ›Kur‹ werden, indem nur die Auswirkungen und Nebenerscheinungen der wirklichen Krankheitsursache behandelt werden. Wie wäre es, wenn man so fragte: »Zu welchen Mitteln hat der Körper gegriffen, um Schleim abzusondern oder Fieber hervorzurufen?« Und: »Wie können wir den Zellen zur Gesundung verhelfen?« Die grenzenlose Vielfalt des Körpers drückt eine Weisheit aus, die jenseits von bloß intellektuellem Verstehen liegt.

Medikamente können die Arbeit der Zellen nur chemisch unterstützen oder unterdrücken. Unser Wissen von den Medikamenten basiert auf empirischen Fakten, d. h., gemäß Untersuchung und Beobachtung der Wirkung jedes Medikaments. Medikamente heilen nicht, allein die Zelle ist fähig, sich selbst zu heilen. Das beste, was wir tun können, ist, die Weisheit der Zelle zu respektieren. Wenn wir für unsere Zellen das richtige Umfeld schaffen, werden sie sich selbst heilen.

Jedoch muß man zugestehen, daß die moderne Medizin große Achtung verdient. Sie hat gewaltige Erfolge erreicht bei der Hilfe in Krisenzeiten. In Fällen von angeborenen Krankheiten, Infektionskrankheiten, traumatischen Verletzungen und vielen anderen haben die allopathische Medizin und Chirurgie wahre Wunder vollbracht.

Auf lange Sicht betrachtet ist jedoch Vorbeugen einfacher, weniger schmerzhaft, weniger kostenaufwendig und weit effektiver als die Therapie akuter Erkrankungen.

Fassen wir zusammen

Es entspricht der Natur des Körpers, sich selbst zu heilen. Der Selbsterhaltungstrieb ist biologisch sehr ausgeprägt, und der menschliche Körper tut alles, was in seiner Macht liegt, um sich zu schützen und zu heilen.

Gesundheit und Heilung müssen auf der Zellularebene stattfinden. Wenn man ein gesundes Gewebe will, braucht man gesunde Zellen. Zellen heilen und regenerieren sich schnell, wenn man ihnen ein günstiges Milieu verschafft. So wie eine Pflanze Sonnenlicht, guten Boden und Wasser braucht, haben auch unsere Zellen besondere Bedürfnisse.

Ein günstiges Umfeld für unsere Zellen ist gegeben, wenn:

■ die Gedanken und Gefühle gut sind

■ die Nahrung gut ist

■ man sich regelmäßig körperlich betätigt.

Die Qualität von Gedanken und Gefühlen

Polarity ist eine wirksame Methode zur Stärkung der Lebenskraft, um unsere körperliche und emotionale Verfassung auszubalancieren. Gesund bleiben jedoch erfordert mehr. Um langanhaltende Resultate zu erziehen, muß man ebenso die Gründe des Unausgeglichenseins miteinbeziehen – die häufig auf Arbeitsbedingungen, persönliche Beziehungen oder den Lebensstil zurückgehen. Es ist hilfreich, jemanden, der verkrampft ist, zu entspannen. Aber um wirklich geheilt zu werden, muß derjenige ebenso die Ursachen der Störung beseitigen.

Das Wichtigste ist unser emotionales Gleichgewicht. Unsere Gedanken und Gefühle beeinflussen die Gesundheit. Die psychosomatische Medizin hat aufgezeigt, daß die meisten Erkrankungen psychisch selbst hervorgerufen werden. Wenn jemand seelischen Träumen ausgesetzt ist, wird er gewöhnlich auch krank. Bei älteren Ehepartnern stirbt oft einer direkt nach dem anderen. Nach der Pensionierung langweilen sich viele Menschen, werden depressiv oder sterben sogar an Krankheiten, wenn sie nicht eine sinnvolle Beschäftigung finden.

Hast du andererseits einmal beobachtet, wie viele Leute ›zum Leben erwachen‹, wenn sie Liebe bekommen? Psychische Leiden verschwinden, der Gesichtsausdruck hellt sich auf und spiegelt freundlichere Gefühle wider. Wenn Menschen glücklich und angeregt sind, haben sie wenig Aussicht, krank zu werden. Einstellungen und Gefühle beeinflussen nicht allein deine persönliche Gesundheit, sondern auch die Lebensdauer. Deshalb ist es nötig, die besten Einstellungen und Gefühle in sich zu kultivieren.

Die Frage taucht auf: »Warum beeinflußt emotionaler Streß unsere Gesundheit so ungünstig?« – Zuerst müssen wir verstehen, daß unsere Gedanken unverkennbare Veränderungen in den Zellen bewirken. Dies geschieht, da jeder Gedanke und jedes Gefühl jede einzelne Zelle gleichsam beeinflussen. Krankheit, die durch geistige Störungen verursacht wird, ist eine körperliche Realität. Liebe ist der Antrieb der Lebenskraft. Wenn jemand verliebt ist, sagt man z. B., daß es in seinem Innern überschäume und vibriere.

Dieses kribbelnde Gefühl der Heiterkeit ist ein Zustand von Offenheit, in dem die Lebenskraft frei durch den Körper fließt. Man behauptet, Liebe sei der beste Heiler. Wenn die Liebe blockiert wird, so wird die Lebenskraft auch blockiert, und der Körper wird das widerspiegeln. Positives und gelöstes Denken erlauben einen maximalen Zirkulationsfluß der Lebenskraft, was wachsende Gesundheit, Energie und Glück zur Folge hat. Depressive Gefühle oder Haß hemmen den Strom der Lebenskraft.

Ob deine Gefühle liebevoll oder haßerfüllt sind, sich an Vergangenheit, Gegenwart oder Zukunft festmachen, an anderen Menschen oder an dir selbst – deine Zellen werden

149

die daraus entstehende Qualität der Schwingungen selbst erleben, und dies wird dein Wohlbefinden direkt beeinflussen.

Wir glauben natürlich, daß unser Verstand uns die Wahrheit sagt. Jedoch sind die Botschaften des Verstandes oft gefärbt von den Konditionierungen, die wir in der Kindheit erfahren haben. Wir haben die Möglichkeit, solche Konditionierung zu überwinden, wenn wir uns vornehmen, unseren Willen zu schulen. Es gibt viele Werkzeuge, die uns dabei helfen können. Dies sind einige, die ich als hilfreich erkannt habe:

Positive Gedanken: Achte auf jeden Gedanken, so wie du einem Fernsehprogramm deine Aufmerksamkeit schenken würdest. Du kaufst auch nicht alles, was in einem Film zu sehen ist — so ist es auch nicht nötig, alles aufzugreifen, was dir durch den Kopf geht. Unsere Art, uns selbst zu fühlen, formt unser Leben, und unser Glauben begründet unsere Realität.

Wenn jemand glaubt, er sei anziehend und verdiene Liebe, so wird er das nach außen projizieren, und die Leute werden ihn darin bestätigen. Ebenso trifft das Gegenteil zu. Du mußt dich nicht mit abgenutzten Gedankenmustern identifizieren oder dich als ihr Opfer fühlen. Du kannst deine Gedanken wählen.

Frage dich immer: »Bringt dieser Gedanke mir Liebe und Harmonie?« Wenn ja, wunderbar. Ist das aber nicht der

Fall, dann erkenne, daß Gedanken dir nützen können, indem sie dich mehr über dich selbst lehren – und darüber, was geändert werden müßte.

Je mehr du dich mit einem Gedanken identifizierst, desto mehr Kraft bekommt er und desto stärker haftest du an ihm. Nehmen wir an, ein Gedanke taucht in deinem Geist auf und sagt dir: »Ich bin nicht attraktiv.« Wenn du diesem Gedanken Glauben schenkst, so kannst du dich ihm anschließen, und große Enttäuschung wäre die Folge für dich.

Eine andere Möglichkeit, mit der Negativität umzugehen, wäre, Dankbarkeit zu entwickeln und statt dessen zu sagen: »Hab Dank, Gedanke, daß du mir zeigst, woran ich mich gewöhnt habe zu glauben. Hab Dank dafür, daß du mich vor schrecklichen Situationen der Vergangenheit schützt. Danke dafür, daß du mir hilfst zu erkennen, wie es ist, wenn ich mich nicht liebe – so kann ich Liebe und Vergeben (gegenüber mir selbst und anderen) besser verstehen. Aber ich brauche dich nun nicht länger. Danke und adieu.« Dankbarkeit ist das Mittel gegen Streß.

Identifiziere dich nicht länger mit einem bestimmten Gedanken – dann kannst du ihn leichter laufen lassen. Vertraue nicht den Negativbildern, die du von dir selbst hast. Sie sind nur solange real, wie du an sie glaubst. Du bist nicht deine Gedanken, denn du hast die Macht, einen Gedanken zu bewahren oder abzuweisen. Werde nicht zum Sklaven deiner Gewohnheiten oder Erziehung. Schaff dir bewußt positive Gedanken. Und bald werden deine positiven Gedanken wirklicher sein als die negativen.

Die Schwierigkeiten, die wir heute haben, helfen uns zu wachsen, denn sie lehren uns Mitgefühl und Vergeben. Unsere Probleme geben uns eine wertvolle Möglichkeit, wieder die Liebe zu wählen.

Wir können für unser Leben verantwortlich sein, indem wir das Wagnis eingehen, uns auf eine positive geistige Verfassung einzustimmen. Wir können die Haltung einnehmen, daß wir uns selbst schon lieben und das unbedingt immer tun werden. Wir mögen den, der wir sind, wo wir sind, den, mit dem wir dort sind, und das, was wir tun. Du wirst zu dem, was du denkst – warum sollten wir uns also nicht als mutig, angeregt, erfolgreich, glücklich, gesund und liebevoll erleben? Bewußt und aktiv sollten wir positive Gedanken hegen. Das Leben ist nicht hart, es ist eine Herausforderung. Es gibt darin keine Fehler, sondern nur Möglichkeiten zum Lernen. Positiv sein ist eine Wahlmöglichkeit, und wir haben die Kraft, alle Situationen als Lernerfahrung anzunehmen, die unser persönliches Wachstum fördert.

Positives Reden: Das gesprochene Wort ist oft mächtiger als der Gedanke. Gib acht darauf, was du und andere sagen. Mit einiger Übung kannst du dir eine gänzlich positive Sprache schaffen, die zu deinen positiven Gedanken und Einstellungen paßt.

Positive Gesellschaft: Die Leute, mit denen wir umgehen, haben einen wichtigen Einfluß auf unser Leben. Um das nachzuvollziehen, beobachte nur einmal, wie du dich in der Gesellschaft von sehr positiven oder extrem negativen Menschen veränderst. Es liegt bei uns, ob wir positiv, angeregt, froh und glücklich sein wollen und ebenso, ob wir in Gesellschaft von Menschen leben, die diese Eigenschaften in uns verstärken oder behindern.

Positive Umgebung: Die Atmosphäre, in der wir leben, beeinflußt uns. Die ganze Ausstrahlung eines Raumes läßt sich durch Farbgebung und Ausgestaltung verändern. Es gibt ein gutes Gefühl, in einer Umgebung zu leben, die gefällt und die einladend auf andere wirkt. Unsere persönliche Umgebung ist oft der Spiegel unseres inneren Lebens.

Es ist nützlich, auf allen Ebenen zu arbeiten.

Positive Handlungen: Anderen helfen und selbstloses Geben ist gut für alle. Wenn du dich selbst als offen für andere erlebst, hast du ein besseres Gefühl für dich selbst. Der sicherste Weg, um das Nachdenken über die eigene Situation aufzugeben, ist, jemandem zu helfen, der wirklich Hilfe nötig hat. Wenn du deine Kreativität benutzt, wirst du unzählige Möglichkeiten entdecken, um anderen zu dienen. Z. B. kannst du Kranke mit Blumen, Bildern, Musik oder einem Gespräch erfreuen. Du kannst dich einer gemeinnützigen

Organisation zur Verfügung stellen. Du kannst positive Gedanken auf Postkarten schreiben und sie im Büro oder im Supermarkt anbringen. Du kannst jemandem ›Guten Tag‹ sagen und deine Liebe jedem zuteil werden lassen, dem du begegnest. Oder Bücher kaufen, die dich anregen, und sie an Freunde weitergeben. Es gibt unzählige Möglichkeiten. Es ist noch schöner, solche Dinge im geheimen zu tun. Durch deine Gedanken, Sprache, Gesellschaft und Umgebung kannst du dir ein positives Leben schaffen.

Ernährung und Einstellungen

Um im Strom der Lebenskraft zu bleiben, ist es nötig, vollwertige natürliche Nahrung zu sich zu nehmen und positive Einstellungen zu haben. Es ist leichter, sich richtig zu ernähren, wenn man sich dabei auf positive Einstellungen stützt. Umgekehrt ist es einfacher, positive Haltungen zu kultivieren, wenn man gute Eßgewohnheiten hat. Aber lebenslange Eßgewohnheiten ändern kann manchmal Streß mit sich bringen; und Streß kann wiederum den Nutzen einer verbesserten Diät zunichte machen. Der beste Weg zu einer besseren Ernährung ist, sich selbst behutsam mit neuen Ansichten über Gesundheit und Leben vertraut zu machen. Wenn die Änderung deiner Eßgewohnheiten für dich Streß zur Folge hat, so ändere dich schrittweise in einem Tempo, das dir angenehm ist. Genieße dabei jeden Schritt auf dem Weg. Die drei obersten Prinzipien einer guten Ernährung beziehen sich auf die eigenen Einstellungen:

1. Iß, wenn du in entspannter Verfassung bist. Um den vollen Nutzen aus der Nahrung zu ziehen, solltest du nicht essen, wenn du Kummer hast oder sehr aufgeregt bist. Wenn du in einer solchen Verfassung etwas zu dir nehmen willst, so trinke Saft oder Kräutertee.

2. Denke gut von dem, was du ißt, und kritisiere es niemals. Für die meisten Menschen befriedigt das Essen auch emotionale Bedürfnisse. Wenn du etwas ißt, wovon du glaubst, es sei nicht gut für dich, so laß es dir zumindest schmecken. Wenn du es völlig genießen kannst, so wird es dir wahrscheinlich auch gut bekommen.

3. Gestatte dir zu essen, was du magst, wann immer du willst. Wenn du einen neuen Diätplan einführst, ist es wichtig, dich nicht spezieller Dinge, die du magst, zu berauben. Wenn du das Gefühl hast, dir etwas zu verweigern, wirst du nur noch mehr Appetit darauf haben. Wir begehren die Dinge am meisten, denen wir uns am stärksten widersetzen.

Stellen wir uns z. B. jemanden vor, der Eis essen möchte, aber glaubt, er sollte es nicht tun. Jedesmal wenn er seinen Wunsch abweist, wird dieser größer. Auf der Emotionsebene hat er das Empfinden, sich etwas vorzuenthalten.

4. Nimm mehr und mehr natürliche Nahrung in deinen Speiseplan auf. Wenn du nun natürliche Nahrungsmittel dazunehmen willst, so solltest du niemals das Gefühl haben, etwas zu vermissen oder dir etwas vorzuenthalten. Jedesmal, wenn du etwas Neues, was du magst, dazunimmst, bekommst du ein gutes Gefühl und wirst nichts mehr von dem vermissen, was du früher gegessen hast. Etwas Neues, Gesünderes hinzuzunehmen bedeutet automatisch auch, daß du etwas anderes von geringerer Qualität weggelassen hast. Eine andere Möglichkeit, Gewohntes durch Gesundes zu ersetzen, ergibt sich bei einem starken Verlangen nach bestimmten Dingen. Wenn du einen ganz starken Appetit auf irgend etwas hast, so denke nicht: Ich sollte jetzt essen. Sieh erst nach, ob es greifbar ist, wenn du es möchtest. Als nächstes prüfe, ob es da ein hochwertigeres Nahrungsmittel gibt, das du vorziehen würdest. Z. B. wenn jemand sehr großen Appetit auf Eis hat, könnte er sich auch überlegen, daß der Hunger auf Eis durch einen stärkeren Wunsch nach Erdbeeren und Yoghurt ersetzt werden kann. Wenn wir uns für ein hochwertiges Nahrungsmittel entscheiden, befriedigen wir emotionale und körperliche Bedürfnisse auf einem höheren Niveau der Erfüllung.

5. Nahrung muß verdaut sein, um ausgewertet werden zu können. Nahrung muß verdaut sein, bevor sie für die Zellen von Nutzen ist.

Unverdaute Stärke kann gären, und unverdaute Proteine können faulen. Dies kann die Leber belasten und den Körper vergiften. Hier nun einige Richtlinien, die den Verdauungsprozeß begünstigen helfen.

■ Iß, wenn du Hunger hast. Wenn dir dein Körper befiehlt zu essen, ist der Organismus zur Nahrungsaufnahme bereit. Die Verdauungssäfte sind vorbereitet. Warte, bis du hungrig bist, bevor du etwas zu dir nimmst. Dies ist befriedigender und bekömmlicher und daher besser für die Ernährung. Sich ein opulentes Frühstück einzuverleiben, ohne wirklich hungrig zu sein, ist nicht vorteilhaft.

■ Iß maßvoll. Die richtige Menge ist wesentlich, um gründlich verdauen zu können. Wenn du deinen Organismus überlastest, ist er nicht sehr leistungsfähig.

Am Anfang versuche mit jeder Mahlzeit etwas weniger zu essen. Wenn du ein lebensfroher Mensch bist, wird dir das Essen sicher Vergnügen bereiten, jedoch ist es nicht das Wichtigste im Leben. Hochwertige Nahrungsmittel sind befriedigender für den Körper als andere und deine Zellen werden dadurch gesättigt.

6. Iß hochwertige Naturprodukte. Das sind solche Nahrungsmittel, die in ihrer naturbelassenen Form auf den Tisch kommen. Wie wir gesehen haben, gibt es ein Universum an Vielfalt in einer Zelle. Wenn es jemand wagt, an sei-

ner Ernährung herumzudoktern, riskiert er Veränderungen an seinem Körper, in die er keine Einsicht hat. Durch Zeitalter hindurch haben die Tiere und ihre Nahrung sich gegenseitig in einem wunderbaren Gleichgewicht entwickelt. Kein Tier hat jemals die Beschaffenheit seiner Nahrung so radikal verändert wie der Mensch — mit Hilfe von Feuer, spezieller Bearbeitung, Konservierung usw.

Die Tiere in freier Natur essen, was sie in ihrer Umgebung finden können, in seiner rohen, natürlichen Form. Meist ist ihre Ernährung sehr einfach. Die Ernährungslehre steckt noch in den Kinderschuhen. Wir wissen, daß es Kohlensäure, Proteine, Fette und Minerale, Spurenelemente und Fasern gibt, aber ein wichtiger Aspekt scheint dabei bisher übersehen worden zu sein: die essentielle Lebenskraft der Nahrung. Beinahe jedes Tier verzehrt seine Nahrung in ihrem lebendigen Zustand. Pflanzenfresser fressen Gras, Samen und Zweige. Fleischfresser töten das Fleisch und fressen es frisch und roh. Indem sie das tun, sichern sie sich ihren Bedarf an Lebenskraft durch die Nahrung. Es besteht ein großer Unterschied zwischen natürlicher und künstlicher Nahrung. Gegenwärtig behaupten Wissenschaftler, es gäbe keinen chemischen Unterschied zwischen synthetischer Ascorbinsäure und ihrem natürlichen Vorkommen in der Frucht. Vielleicht lassen sie die Hauptsache dabei aber außer acht. Anhänger der philosophischen Ganzheitslehre würden sagen, es gibt da etwas mehr zu entdecken. Z. B. haben die gängigen Untersuchungsmethoden keine chemische Differenz zwischen lebenden Menschen und gerade Gestorbenen finden können. Der Unterschied aber besteht in der Lebenskraft, nicht in chemischen Prozessen. Frische Früchte verzehren, die reich an Lebenskraft sind, ist etwas anderes, als Konservenobst essen, auch wenn beide chemisch identisch sind. Beim Kochen, Bearbeiten und Konservieren ändert die Nahrung ihre komplexe Struktur auf verschiedene Weise:

- Die Lebenskraft wird zerstört.
- Wertvolle Enzyme werden zerstört.
- Fasern (wichtig für die Verdauung) gehen kaputt.
- Einfacher Zucker in der Nahrung wird oft in die kompliziertere Stärke verwandelt.
- Viele Vitamine werden zerstört.
- Minerale können verloren gehen.
- Natürliche Öle werden zu gesättigten Fetten.

Eine einfache Art, die Nahrung zu verbessern, ist der größere Verzehr von frischen, rohen Früchten und Gemüse. Iß täglich mindestens einen großen gemischten Salat mit Keimen. Wenn du das tust, höre auch auf damit, Zucker, Honig und Alkohol zu dir zu nehmen, wie auch konservierte, bearbeitete und raffinierte Nahrungsmittel.

Das Geschenk teilen

Nun, da du eine Möglichkeit hattest,
mit der Lebenskraft zu arbeiten,
 – sie zu erfahren,
 – zu helfen und zu lieben;
nun, da du etwas gelernt hast …
… kannst du damit anfangen, zu teilen.
Jetzt hast du das Werkzeug, um etwas zu tun,
was du nie zuvor gemacht hast –
die Brücke zwischen Geist und Wissen
zu überqueren.

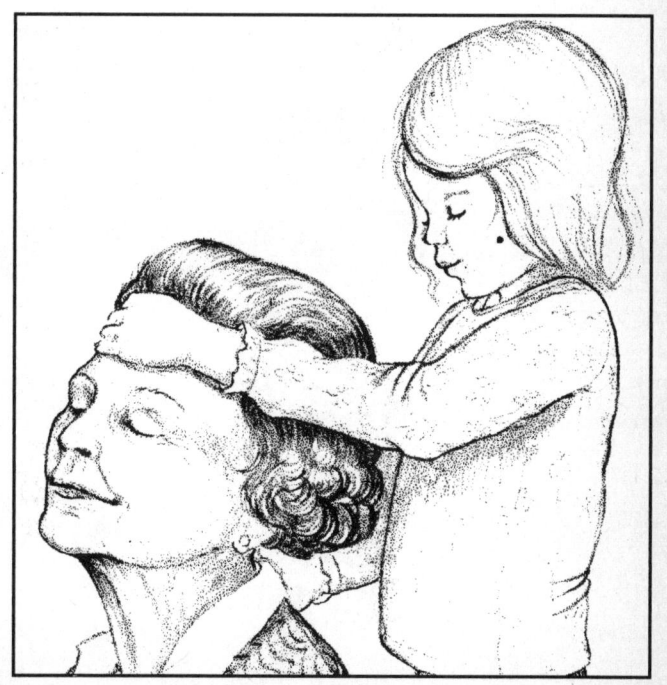

Teil VI

Wissenschaft und Lebenskraft

Die Anwendung der Lebenskraft beruht auf altem Wissen, aber bis in die heutige Zeit hat die moderne Wissenschaft dieses Phänomen ignoriert oder ausgeklammert, da man es mit Religion oder Esoterik in Verbindung brachte. Die Newtonsche Physik befaßte sich mit dem mechanischen Verhalten der Materie, und sogar der große Newton selbst hat von der spirituellen Bedeutung der unsichtbaren Schwerkraft nichts gewußt. Nicht zuletzt wurde das mechanische Äußere auch von der Medizin angenommen.

Die Anatomieklassen der meisten medizinischen Schulen betrachten den menschlichen Körper noch immer als eine hochgezüchtete Maschine. Als Albert Einstein seine berühmte Formel $E = mc^2$ entwickelte und bewies, daß Materie in Energie umgewandelt werden kann, begannen die dominierenden materialistischen Ansichten unter den Wissenschaftlern sich zu ändern. Jedoch die Medizin hinkte hinterher und hielt sich weiterhin an der mechanischen Auffassung vom menschlichen Körper fest und ignorierte den Faktor Energie in bezug auf den Körper. Die Idee der Lebenskraft wurde ernsthaft nur von Vertretern der nichtetablierten holistischen Gesundheitsbewegung aufgegriffen, die zwar toleriert, aber von den meisten Ärzten nicht anerkannt wurden.

In früheren Jahren wurden radikale Änderungen der Anschauungen vorgenommen, da man die außergewöhnlichen psychischen Kräfte einiger Menschen zu sehen bekam. Die telekinetischen Kunststücke des Uri Geller, der fähig ist, mit seinem Geist Objekte zu bewegen oder zu biegen, wie z. B. Metallgabeln oder Löffel, wurden von Mitgliedern des Stanford Research Institute, des King's College in London, der Kent State University und des U.S. Defense Department begutachtet. Olga Worrall, eine international bekannte Geistheilerin, hat in einer Reihe von Laboruntersuchungen bewiesen, daß sie hohen Wellengang in einem ›Cloud Chamber‹* hervorrufen kann, ohne es zu berühren.

Zweifelsfrei konnte nachgewiesen werden, daß es einigen Menschen möglich ist, ihre Lebenskraft in einer Weise zu gebrauchen, die physische Gesetzmäßigkeiten außer Kraft setzt. Es ist auch interessant, daß, seit Uri Geller damit begonnen hat, öffentliche Demonstrationen zu veranstalten, auch andere Leute an sich dieselben Fähigkeiten entdeckten.

Die Tradition des Heilens durch ›Handauflegen‹ geht mindestens zurück auf biblische Zeiten. Dies ist kein Wunder, denn die Lebenskraft existiert so lange wie das Leben selbst! Nur aus dem Grund, weil die westlichen Wissenschaftler so voreingenommen waren von den Gegebenheiten der Materie, haben sie die subtileren Eigenschaften der Lebenskraft übersehen.

---

* Ein ›Cloud Chamber‹ ist ein Raum, der Wissenschaftlern dazu dient, die Anwesenheit von beweglichen Teilchen durch Elektronenspaltung zu beweisen.

»Es gibt keine ›Dinge‹, sondern nur Zwischenverbindungen«, sagte Fritjof Capra, Ph. D., ein Physiker, der in den Laboratorien der Universitäten von California und Stanford tätig war. In seinem Werk ›Das Tao der Physik‹ erörtert Dr. Capra, wie Energieverbindungen die Basis aller körperlichen und geistigen Phänomene sind. Nun, da Wissenschaftler die Lebenskraft entdeckt und begonnen haben, mit ihr zu arbeiten, wird es nicht mehr lange dauern, bis auch die Medizin anfängt, diese existierende Möglichkeit in Betracht zu ziehen.

Experten weisen darauf hin, daß der Arztberuf bei uns an einem kritischen Punkt angekommen ist. Steigende Unkosten für die Gesundheitsvorsorge und zunehmende Klagen über Fehlbehandlung tangieren Ärzte und Patienten, und keiner scheint zu wissen, wie sich das beheben läßt.

Historisch betrachtet haben Krisen dazu beigetragen, den Weg zu neuen Durchbrüchen zu markieren. Da die meisten Ärzte Pragmatiker sind und praktische Leute bereit sind, nach einfachen Lösungen für ihre Probleme zu suchen, ist es vielleicht möglich, daß sie wirksame Behandlungsweisen wie Polarity Energy Balancing übernehmen.

Die Lebenskraft wurde als ›existent‹ anerkannt, und Polarity leistete Pionierarbeit bei der Vorführung vieler praktischer Anwendungsmöglichkeiten bei gesundheitlichen Störungen. Lebenskraft ist eine unschätzbare und unerschöpfliche natürliche Quelle — und sie ist frei verfügbar. Mediziner, die sie gemeinsam mit konventionellen Methoden einsetzen, werden wahrscheinlich eine größere Zufriedenheit bei ihren Patienten und eine damit verbundene Abnahme von Fehlbehandlungen erreichen. Die Patienten sollten verlangen, daß die Gesundheitsvorsorgekosten in Fällen ernsthafter Erkrankung oder Verletzung drastisch gesenkt werden. Jeder würde davon profitieren.

»Die Polarity-Prinzipien könnten als ein grundlegender Bestandteil der Richtlinien und Vorgehensweisen bei allen Arten von Therapie zur Anwendung kommen«, schrieb Dr. Randolph Stone, der Begründer des modernen Polarity-Systems. Da Polarity sowohl auf körperliche als auch psychische Leiden einwirkt, bietet es beinahe unbegrenzte Möglichkeiten.

Anwendungen

Mit ein wenig Überlegung ist es leicht, mögliche Polarity-Anwendungen zu empfehlen, die sich sowohl auf die Gesundheit als auch auf die Gesellschaft positiv auswirken würden. Hier nun einige Beispiele, die mir einfallen:

■ Gesundheitsvorsorge für Familien, oder unter ärztlicher Aufsicht bei Krisen und Notfällen.
■ In Ärztepraxen vor und nach der medizinischen Behandlung.

- In Krankenhäusern, um Schmerzen zu lindern und Verspannungen zu beseitigen.
- In Gefängnissen und Nervenkliniken, wo die Insassen Polarity aneinander anwenden könnten, um wieder einen Sinn für Wohlbefinden zu erwerben und bewahren.
- In Schulen, als Basisfach in Verbindung mit Erster Hilfe. Darüber hinaus kann bei Fehlverhalten eines Kindes der Lehrer eine Polarity-Behandlung empfehlen. Anstelle von Bestrafung würde das betreffende Kind die Liebe seiner Mitschüler bekommen.

Demonstration

Wenn man Polarity und die Wirkungsweisen der Lebenskraft vor Zweiflern, Neugierigen oder solchen Leuten, die einfach daran interessiert sind, demonstrieren will, sind Nicht-Druck- und Nicht-Berührungs-Techniken am geeignetsten.

Ich schlage folgendes vor:

- Die Wiege (s. S. 52)
- Die Bauchschaukel (s. S. 56)
- Übung bei Kopfschmerzen (s. S. 29)
- Die abschließenden Übungen (s. S. 82)
- Den Polarity-Kreislauf (s. S. 134)

Um die Erfolge deiner Vorführung zu steigern, hier nun drei wertvolle Tips:

1. Arbeite an Leuten, die Schmerzen haben. Starke und gesunde Leute können Lebenskraft leicht erfahren, aber jemand, der Schmerzen hat, erlebt wahrscheinlich eine auffällige Besserung seiner Beschwerden.

2. Gib Polarity-Behandlungen, wenn du dich gut und gesund fühlst.

3. Gib Polarity nicht, wenn der Empfänger vorher viel gegessen hat. Einige Lebenskraft wird für die Verdauung der Nahrung aufgebraucht, und das würde die Effektivität der Behandlung schmälern. Polarity und die Erforschung der Lebenskraft sind relativ neue Forschungsgebiete. Viele neue Entdeckungen erwarten die Forscher. Immer noch gibt es unzählige grundsätzliche Fragen, die zu beantworten sind. Hier einige von ihnen, die der Untersuchung wert sind:

- Kann der Polarity-Kreislauf Menschen dazu verhelfen, in innerem Frieden zu sterben?
- Läßt sich mit einer Reihe von Polarity-Behandlungen Krebs unter Kontrolle bringen?
- Warum sind einige Leute empfänglicher für Polarity-Behandlungen als andere?
- Welche physiologischen Veränderungen treten während Polarity-Behandlungen auf?

■ Wie wirksam wäre die Anwendung eines vollständigen und fortgesetzten Polarity-Programms, um eine ausgezeichnete Gesundheit zu erlangen − besonders in Fällen von chronischen Schmerzen oder Erkrankungen?

Vor zweihundert Jahren flog Benjamin Franklin seinen Drachen und machte eine großartige Erfahrung mit dem Licht. Die Kraft des Lichtes war ja immer gegenwärtig, aber niemand vor ihm war imstande, diese Kraft anzuzapfen. Damals fragten ihn die Leute: »Gut Ben, aber welchen möglichen Nutzen bringt uns diese Elektrizität überhaupt?«

Die Lebenskraft scheint eine subtile Form der Elektrizität zu sein, und wir sind momentan da auf etwa demselben Wissensstand wie vor zweihundert Jahren in punkto Elektrizität. Die mögliche Verwendung der Lebenskraft könnte leicht in den kommenden hundert Jahren unser Gefühl für Menschlichkeit wieder schärfen: und zwar tiefgehender, als der Gebrauch der Elektrizität das jemals fertigbrächte.

Zwecks eingehender Information über Polarity empfehle ich dir, dich an die folgenden Organisationen und Privatpersonen zu wenden:

Pierre Pannetier Polarity Therapy Center
401, N. Glassell, Orange, California 92666
(Pannetier ist der Nachfolger von Dr. Randolph Stone, dem Begründer der Polarity-Therapie).

Folgende Bücher können über Pierre Pannetier bezogen werden: (für den Leser, der Informationen über Gesundheitsvorsorge haben möchte:)

›Health building‹, ›Summary‹, ›Purifying diet‹, ›Easy stretching postures‹ (4 Bücher)

Die folgenden Veröffentlichungen sind technische Textbücher:

Buch I: ›Energy‹ − wird als einführende Arbeit in die Polarity-Philosophie empfohlen.
Buch II: ›Polarity Therapy‹ − wird als einführende Arbeit in die Praxis der Polarity-Therapie empfohlen.

International Polarity Foundation
511 Main Street, Fort Lee, New Yersey 07024

Dr. Ed Jarvis (führender Polarity-Therapeut)
572 Gibson, Pacific Grove, California 93950

Der Autor, Richard Gordon, kann zwecks weiterer Information über Unity Press, 113 New Street, Santa Cruz, CA 95060, erreicht werden.

Unsere Hände sind ein Geschenk

Durch sie können wir die Liebe
in unseren Herzen lenken,
um das Leiden unserer Mitmenschen
zu mildern.

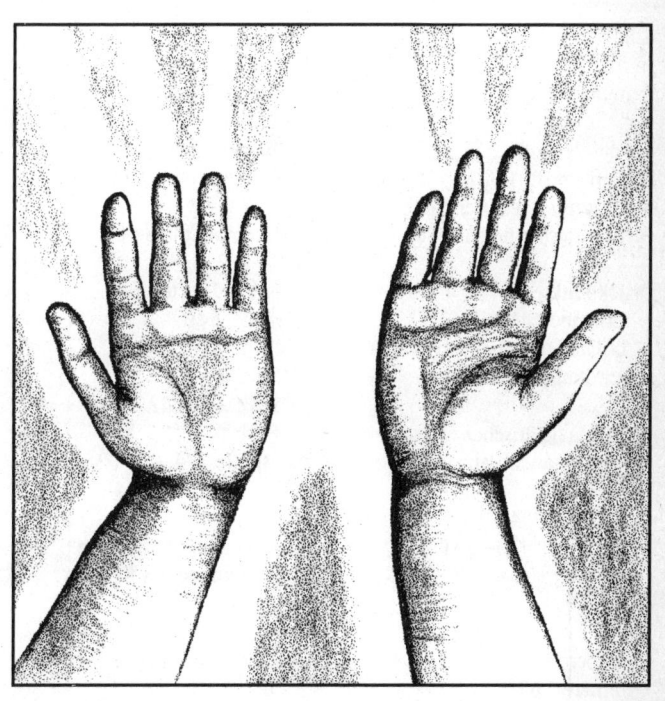

Sachregister

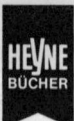
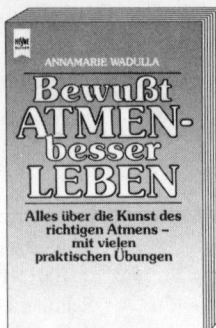
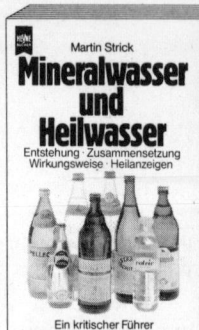
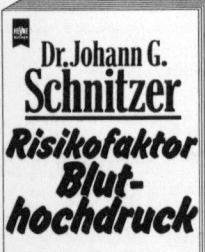
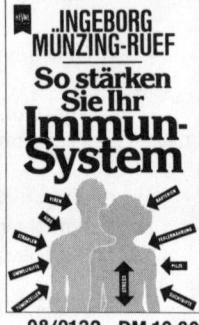
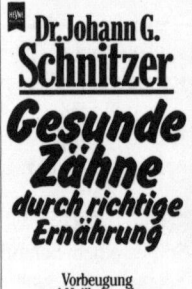
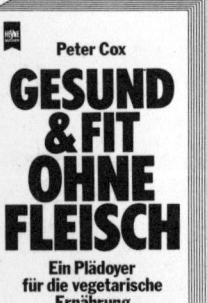
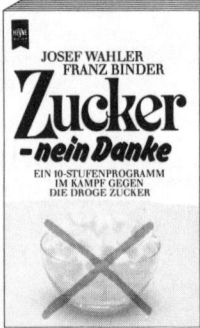
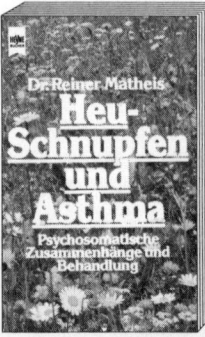